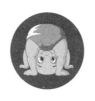

婴幼儿
排便排汗护理
百科全书

徐可夫
著

天津出版传媒集团

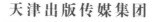

天津科学技术出版社

图书在版编目（CIP）数据

婴幼儿排便排汗护理百科全书 / 徐可夫著. — 天津：
天津科学技术出版社，2019.5

ISBN 978-7-5576-5863-2

Ⅰ．①婴… Ⅱ．①徐… Ⅲ．①婴幼儿－哺育－基本知
识 Ⅳ．①R174

中国版本图书馆CIP数据核字(2019)第018477号

婴幼儿排便排汗护理百科全书
YINGYOUER PAIBIAN PAIHAN HULI BAIKEQUANSHU

责任编辑：胡艳杰

出　　版　天津出版传媒集团
　　　　　天津科学技术出版社

地　　址　天津市西康路35号

邮　　编　300051

电　　话　（022）23332695

网　　址　www.tjkjcbs.com.cn

发　　行　新华书店经销

印　　刷　大厂回族自治县彩虹印刷有限公司

开本 880×1230　1/32　印张6.5　字数 100 000
2019年5月第1版第1次印刷

定价：42.00元

序

"为什么孩子的便便总是异常，3岁了还会尿床呢？"

"孩子一入睡就大汗淋漓，怎么办？"

看到孩子健康活泼的模样，你总能感觉到无比的幸福。然而，幸福也常常伴随着辛苦和担忧，孩子身上总会突然出现一些令你感到棘手的问题，比如，时而便便秘结不下，时而便便溏泄不止，时而尿床，时而盗汗，孩子的种种症状弄得你焦头烂额。

你多么希望自己无所不能，宁愿自己受苦也要让孩子健康快乐……

孩子的降临，会令每一位父母都欣喜不已，孩子是送给父母最好的礼物。然而，伴随而来的也有无所适从。作为毫无育儿经验的年轻父母，如何守护宝宝的健康，就成了他们最为棘手的事情。

事实上，由于婴幼儿过于娇弱，护理起来必然有一定难度。家长如果不懂得一些育儿知识，就会不知所措。比如，宝宝一闹肚子，就认为是吃错了东西；宝宝尿湿了裤子，就担心泌尿系统有问题；等等。很多时候，父母常常因为不懂如何处理而陷入焦虑之中。

本书主要从婴幼儿排便和排汗两个方面入手，对诸如婴幼儿便秘、腹泻、尿频、尿少、自汗、盗汗等症状进行了详细的阐述，并给出具体的护理方法，对呵护宝宝健康非常有指导意义。例如：

◎良好的饮食习惯是防止宝宝秘结不下的关键

◎调整肠道微生态平衡有利于缓解宝宝腹泻

◎正确辨别宝宝尿液异常的方法

◎需要当心的"红色警报"

◎如何应对宝宝白天自汗、一入睡就盗汗等问题

每个孩子几乎都会面临大小便异常和多汗的问题，孩子的这些排泄问题一旦出现，就会严重影响健康。如果得不到及时

有效的解决，就会对孩子的成长造成一定的影响。

因此，父母一定要多关注孩子的健康，做到及时发现、及时采取措施，尤其是一些预防性措施，比如，注意饮食、卫生等。

让每一个孩子都健康地成长是本书的宗旨。如果您在护理婴幼儿的排泄方面遇到了困扰，请翻开本书读一读，相信书中讲的方法对解决您的问题会有很大的帮助。最后，我们衷心祝愿您和孩子健康快乐每一天！

目录

PART 1

大便护理篇：宝宝肠道通畅身体棒

PART 2

小便护理篇：宝宝尿尿的困扰与疑问一扫光

PART 3

排汗护理篇："汗宝宝"的舒爽之旅

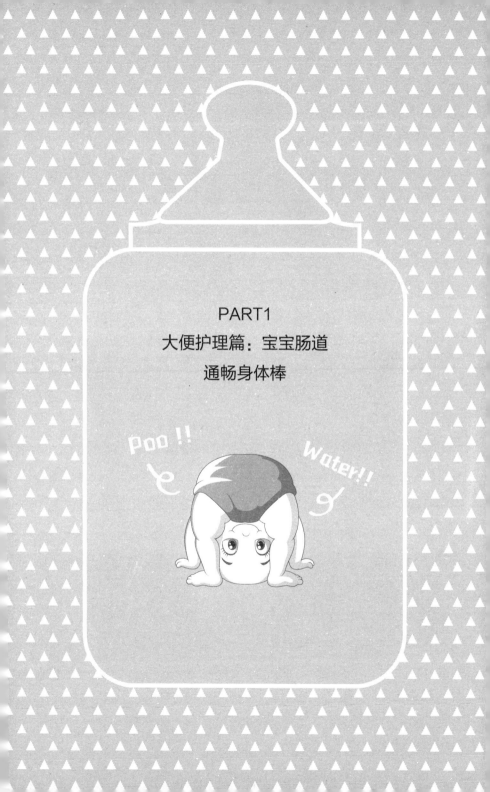

PART1

大便护理篇：宝宝肠道
通畅身体棒

Poo !!

Water!!

第一章
"臭臭"是怎么一回事

便便的产生：消化系统及其运行

> 婴幼儿需要从食物中获取各种养分，以供身体生长发育的需要。从食物进入口腔，一直到变为废物由肛门排出，这个过程就是消化吸收的过程。了解消化系统的运行对认识宝宝的便便情况有一定的帮助。

什么是消化系统

宝宝的成长需要吸收营养物质，而营养物质的吸收又要依赖于消化系统。通过对消化系统的观察，不仅可以了解宝宝的吸收问题，还可以了解宝宝的排泄问题。那么，什么是消化系统呢？简单地说，就是人体自身对食物进行消化吸收的一系列特殊的生理结构。整个消化系统由消化道和消化腺两部分组成。

1. 消化道

说起消化道，可能有些父母会产生片面的认识，认为消化道就是食道。其实，整个消化道是一条自口腔延至肛门的很长的肌性管道，它不仅包括口腔、咽、食管、胃等，还包括小肠（十二指肠、腔肠、回肠）和大肠（盲肠、结肠、直肠）等。消化道犹如一个加工厂，为宝宝生产营养、排泄废物。

2. 消化腺

食物的消化、吸收和分解除了依靠胃肠的蠕动之外，还需要各消化器官分泌消化液。消化腺就是产生消化液的器官，有小消化腺和大消化腺两种。一般来说，小消化腺散布在消化道各部的管壁内，大消化腺包括唾液腺、肝脏和胰腺。消化腺通过导管与消化道相通，使产生的消化液流入消化道。食物的消化过程见下页图。

整个消化系统，给宝宝带来营养的同时，也为宝宝排泄了体内的废物。可见，一个健康的消化系统对宝宝的成长非常重要。不过，由于婴幼儿时期，宝宝各个消化器官的发育尚不完善，其消化功能也比成人弱很多，因此，一旦宝宝的胃肠道受到轻微刺激，就很容易发生功能失调，如便秘、腹泻、尿频等。

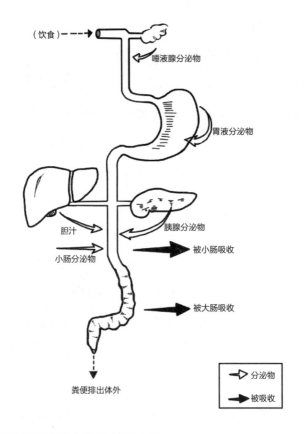

（饮食）
唾液腺分泌物
胃液分泌物
胆汁
胰腺分泌物
小肠分泌物
被小肠吸收
被大肠吸收
粪便排出体外

分泌物
被吸收

婴幼儿消化器官的特点和功能

从前面内容我们了解到，消化系统是由一连串消化器官构成的。每一个消化器官起的作用都不一样，它们各自分工，将食物进行加工，吸收其养分，剩余的糟粕以便便的形式排出。其中任何一个环节出现问题，都会给宝宝的排便带来影响。

1. 口腔

食从口入，口腔是食物消化过程中的第一道工序。食物进入口腔后，通过牙齿的咀嚼将其磨碎，这样就给胃减轻了负担。此外，在咀嚼的过程中，通过舌头的搅拌，食物和唾液均匀地混合在一起，唾液中的消化酶使淀粉颗粒变成易被肠道吸收的物质。

一般来说，婴幼儿口腔黏膜比较细嫩，血管丰富。3个月内的宝宝唾液腺发育还不完善，口腔黏膜会比较干燥，容易损伤和出血；3个月之后唾液腺逐渐发育完全，唾液的分泌量也会增加，5～6个月时显著增多。由于婴幼儿口腔较浅，所以经常发生流涎现象，也就是通常所说的流口水。

2. 食管

食管是食物由口腔进入胃的通道，它的主要功能是：食物进入食管后，刺激食管的神经肌肉，引起食管有次序地运动，推动食物进入胃部。

Tips: 由于婴幼儿胃液分泌量比成人少，胃液中盐酸和胃蛋白酶的分泌均少于成人，而且消化酶的活力较低，所以消化功能差。因而给新生儿喂食应当少量多次。

新生儿食管开始于第3～4颈椎，长度为8～10cm，1岁时长度达到11～12cm。婴幼儿的食管呈漏斗状，黏膜纤弱，腺体缺乏，弹力组织及肌层尚不发达，因此容易发生溢乳。

3. 胃

胃是受纳器官，它的生理功能主要是分泌胃酸和消化酶，并通过其自身有节律的运动，将食物进一步磨碎，并使其与胃液充分混合，成为食糜，然后送入肠道。

正常婴幼儿的胃呈水平位，直至会走时才逐渐变为垂直位。正常足月新生儿的胃容积为30～60ml，1～3个月时为90～150ml，1岁时为250～300ml。

由于婴幼儿的贲门较宽且张力低，括约肌不发达，因此关闭功能较弱；而幽门括约肌发育较好，肌肉较紧张。所以，在婴幼儿吃奶后，奶汁容易由胃回流到口腔而溢出，引发溢乳。

4. 肠道

肠道主要是指小肠和大肠，当食糜进入肠道后，其营养物质被肠道吸收，其中包括氨基酸、葡萄糖、矿物质和水等。吸收后经过一系列转变，成为婴幼儿身体所需的营养成分。

婴幼儿的肠黏膜含有丰富的血管及淋巴，肠壁发育良好的绒毛能够增加肠道消化和吸收食物的面积。不过，由于肠壁薄，黏膜细嫩脆弱，肠液中的各种酶含量比成人低，因此容易导致消化吸收功能不良；同时肠系膜柔软而长，黏膜下组织松弛，容易被牵拉，这也是婴幼儿容易发生肠套叠及肠扭转的原因。

健康小知识：消化酶不足会产生哪些影响？

消化酶的主要作用是促进食物中糖、脂肪、蛋白质的水解，将其由大分子物质变为小分子物质，以便被人体吸收利用。消化酶不足，不仅会影响婴幼儿对营养物质的消化和吸收，而且会引起一系列消化不良的症状，包括胃肠胀气、恶心、腹泻、厌食等。

胃肠道小卫士：免疫与细菌

宝宝的胃肠道有消化食物、吸收营养成分的功能，所以细菌、病原体会把这里当成"家"。当有益细菌占主导时，这个系统就具有很好的免疫作用。因此，维持肠道内细菌的稳定对宝宝的健康非常有益。

婴幼儿胃肠道的免疫功能

或许很多父母会认为，胃肠道的作用不就是消化吸收吗？怎么能起到免疫的功效呢？其实，胃肠道不但能够产生人体80%的抗体，而且70%以上的免疫细胞也被分配至此。

我们知道，胃肠道是整个消化系统的一部分，由口腔到肛门，消化系统对外界是敞开的，这就不可避免地会受到来自外界的细菌、病毒、有害物质等的入侵。而且，肠道内本身就栖息了约100兆个不同种类的细菌，所以为了维持细菌的平衡并阻挡入侵的病原微生物，胃肠道必须拥有强大的免疫功能。

一般来说，婴幼儿胃肠道的免疫功能主要来自以下两个方面。

Tips: 锌是维持免疫系统的重要物质，是构成免疫球蛋白的重要材料。锌可以维持身体胸腺、脾脏的正常功能，一旦缺乏，就会造成脏器萎缩。如果宝宝食欲减退、指甲出现白斑、手指长倒刺、乱吃东西等，就要注意是不是缺锌了。

1. 母体提供的免疫力

由于子宫内是一个无菌的环境，胎儿在发育的过程中，没有抗原刺激，加上甲胎蛋白对免疫功能的抑制，所以新生儿刚出生时缺乏免疫反应。固有层中没有合成免疫球蛋白A（IgA）的浆细胞，肠腔内也还没有分泌型免疫球蛋白A（SIgA），而免疫球蛋白G（IgG）是从母血中经过胎盘扩散获得的，虽然新生儿出生时能够合成少许的免疫球蛋白M（IgM），但量非常少。因此，新生儿需要从母体中获得免疫力。

初乳是新生儿时期胃肠道内SIgA的主要来源，其含量为22～35mg/g蛋白质，分娩后3～4天含量最高，能对新生儿消化道黏膜起到局部保护的作用。此外，母乳中所含的IgG为1.4～4.9mg/g蛋白质，IgM为27～30mg/g蛋白质。

另外，婴幼儿肠道黏膜组织中还含有丰富的T细胞，这些T细胞可以直接参与肠黏膜局部的免疫应答，产生淋巴因子而发挥局部免疫作用，还可调节和促进浆细胞的IgA合成及参与肠道局部的病理性免疫。

2. 自身合成免疫球蛋白

胎儿晚期或出生后数日的新生儿开始自身合成免疫球蛋白，IgM在胚胎第11周的脾脏和第17周的胸腺中开始合成，3岁时达到成人水平(100±30mg%)。新生儿及3个月以前的婴儿的IgG来自母乳，出生后3个月才开始自身合成IgG，10～12岁达到成人水平(1160±300mg%)。IgA在出生后4～6个月开始合成，青春期前达到成人水平(200±60mg%)。

可见，胃肠道的局部免疫在维持婴幼儿肠道黏膜的健全和功能稳定，以及预防一些消化系统疾病方面有着非常重要的作用。当婴幼儿胃肠道的局部免疫水平低下时，不但容易引起消化功能紊乱，而且很容易使

Tips: 新生儿时期，宝宝体内的微生物群无论是数量还是多样性都非常少，而且非常不稳定，所以这个阶段也是微生物在宿主肠道中定植的重要时期。

肠道反复感染病菌。比如，缺乏SIgA就会引起婴幼儿肠道菌群失调，发生以脂肪泻为特征的消化吸收障碍和消化道感染。

婴幼儿肠道的"菌群世界"

前面我们知道了，人的体内有上百兆个细菌。然而，你可知道，人在刚出生时胃肠道内是没有任何细菌的，出生后的24小时内细菌迅速从口腔和肛门侵入，并在胃肠道内繁殖。

一般来说，3天后新生儿的肠内细菌数量基本接近高峰。胃内多不含细菌，小肠远端含菌量逐渐增加，结肠含菌量最多。这个时期，婴幼儿胃肠道的近端以革兰氏阳性杆菌为主，回肠以下至结肠则以革兰氏阴性杆菌为主，包括需氧类大肠杆菌及少量厌氧类杆菌。

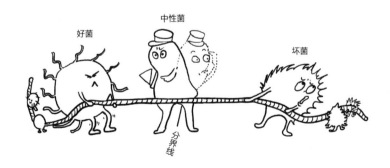

健康的宝宝胃肠道内寄居着很多微生物，被称为肠道菌群，肠道内正常菌群的种类及其繁殖情况因食物种类及肠液酸碱度不同而不同，且相互制约，维持着一种生态平衡（如上图）。肠道细菌在这种平衡的情况下具有酶的作用，能够起到水解蛋白，分解糖类，使脂肪皂化，溶解纤维素并合成B族维生素、维生素K、叶酸和生物素等作用，为机体提供营养。

值得注意的是，一旦机体内外环境发生变化，这种平衡就会被打破，从而引起胃肠的菌群失调，引发相关的疾病。所以说，维持胃肠道内正常菌群的相互稳定，对维护婴幼儿正常的消化吸收功能和身体健康有重要作用。

健康小知识：宝宝肠道菌群失调怎么办？

宝宝肠道菌群失调最容易引起的症状就是腹泻，治疗上，调节肠道菌群失衡是最为关键的。因此，在宝宝的饮食上要做到不挑食、不偏食，均衡营养，多补充一些益生菌。此外，还要尽量少使用药物，尤其是抗生素，因为它会消灭有益菌。

宝宝肠道内的微生物群及其重要功能

婴幼儿的肠道内栖息了大量微生物，它们是机体不可缺少的。肠道微生物不但是膳食与健康的桥梁，而且与营养物质的吸收和代谢密切相关，所以关注微生物群就是关注宝宝的健康。

新生儿时期宝宝肠道内的微生物

前面我们了解了新生儿胃肠道的菌群是出生后才开始建立的，这是因为离开子宫这个无菌的"温室"后，新生儿便暴露在微生物无处不在的环境中，进而各种微生物便通过吮吸、亲吻、爱抚等途径侵入新生儿的胃肠道内，继而迅速在体内繁殖。

通常影响新生儿胃肠道内微生物形成的因素有以下几个方面。

（1）自然分娩。一般情况下，如果孕妈妈选择自然分娩，出生后的新生儿肠道微生物的组成与母亲阴道和粪便的微生物非常接近，其中，乳杆菌属、普雷沃菌属以及纤毛菌属为主要的优势菌，能够对病菌起到很好的降解作用。

（2）剖宫产。经剖宫产娩出的新生儿肠道微生物主要来源于母亲的皮肤，以葡萄球菌属、棒状杆菌属和丙酸菌属为主要优势菌。值得注意的是，剖宫产的宝宝在2岁之前，其肠道中微生物菌群的多样性一般比顺产的低。

（3）喂养方式。哺乳的过程也直接影响新生儿肠道微生物菌群的形成。一般认为，母乳喂养的新生儿，以双歧杆菌和一些兼性厌氧菌，如链球菌、葡萄球菌、乳酸杆菌和肠道菌为优势菌；而奶粉喂养的新生儿肠道微生物变异较大，以拟杆菌、梭菌和肠杆菌为优势菌。

幼儿时期宝宝肠道内的微生物

我们知道，新生儿在刚出生后，肠道内含有氧气，因此，好氧菌最先在肠道内定殖。随着宝宝的成长，肠道环境会逐渐改变，变成厌氧环境，所以好氧菌也逐渐转变为厌氧菌。

1岁左右的宝宝肠道中的微生物基本可达到成人水平，此时以厌氧菌为主；2岁半的时候，肠道微生物菌群发育成熟。不过，即便如此，宝宝的肠道微生物菌群与成人相比还是显得不稳定，这也是宝宝容易出现胃肠疾病的原因之一。

另外，这个时期的宝宝所接触到的微生物，真正能够定植的只有少部分。而且，断奶前后，宝宝肠道中的微生物菌群还会发生变化，主要是拟杆菌丰度持续增加，以及微生物基因组中与糖类利用、维生素生物合成、异源物质降解相关的基因增多，这些都是为了逐渐适应营养环境的变化。

宝宝真正接触固体食物前，肠道微生物就已经具备了对植物多糖的分解能力。可见，宝宝断奶时，其实胃肠早就做好了准备。

微生物群对婴幼儿肠道的作用

说起微生物群，总会给人一种不好的感觉，这可能与我们总是联想到细菌有关吧。其实，对于婴幼儿来讲，均衡的微生物群是非常有利于健康的。

1. 帮助消化

微生物群的一个主要功能就是帮助消化人体器官所不能消化的一些物质，如纤维素、半纤维素、果胶、抗性淀粉等植物多糖。或许有些父母会认为，这些东西都是通过消化系统消化的。实际上，婴幼儿自身是没有消化酶来降解这些多糖的，肠道微生物却能很好地利用这些物质。

2. 屏障功能

婴幼儿胃肠道内均衡的微生物群能够起到很好的屏障功能，比如，调节并维持肠道微生态平衡，对致病菌起拮抗作用，减少肠内某些有毒物质对肠黏膜造成的损伤；通过酵解产生短链脂肪酸，为肠黏膜提供能量，改善肠黏膜组织的局部供血，促进肠上皮修复。

3. 代谢功能

婴幼儿结肠中的菌群可以对不能被消化的食物残渣和上皮分泌的内源性黏液进行发酵，并进行复杂的代谢活动以提供代谢能量和可吸收的基质，给细菌本身的生长和繁殖提供能量和营养物质。此外，对维生素的合成，钙离子、镁离子和铁离子的吸收，结肠内的菌群平衡也能起到一定的作用。

健康小知识：肠道微生物失衡会带来哪些变化？

正常情况下，肠道正常菌群与人体内外环境始终维持着动态的平衡，一旦这种平衡被打破，就会导致包括消化系统疾病、代谢疾病等在内的各种病症的发生。因此，要注意通过调节膳食的方式调节肠道微生物的平衡，让婴幼儿获得健康。

宝宝每天排便几次才正常

　　"为什么我的宝宝便便如此频繁？""我的宝宝怎么一天才便便1次？"关于婴幼儿排便，很多父母都一知半解。如果想要了解宝宝的便便正常与否，就必须知道宝宝一天的正常排便次数。

不同年龄宝宝的排便次数

　　每个婴幼儿由于排便习惯不同，每天的排便次数也会不同。而且，不同年龄段宝宝的排便次数也存在很大差异。父母们可以通过以下内容来判断宝宝每天的便便情况是否正常。

　　（1）新生儿。新生儿是指出生后28天之内的婴儿，这个阶段婴儿排出的胎便一般为墨绿色，随后的过渡期大便为绿色、稀薄，或者伴有奶瓣，一般一天排便2～5次，但有的婴儿会一天排便7～8次。

（2）满月至6个月。这个阶段宝宝的便便为黄色软便、匀糊状便或烂便，每天排便在6~7次之内。

（3）6个月至1岁。随着辅食的添加，饮食结构发生改变，宝宝便便的类型也会有所不同，主要表现为成条的软便、糊状便。一般来说，每天排便2~3次都是正常的。

（4）1岁以后。周岁的宝宝每天的排便次数与成人比较接近，可以一天1次。母乳喂养的宝宝大便次数较多，每天排便2~4次；人工喂养的宝宝每天排便1~2次，有的隔天1次甚至便秘。

Tips: 每个孩子的生长发育都存在一定的差异，会因为遗传、体质和进食的不同而出现排便次数的不同。所以，父母不要过于拿自己的孩子和别的孩子进行对比。只要孩子每天有固定的排便时间且没有出现异常，就不必担心。

母乳质量对宝宝便便的影响

便便是由食物消化后产生的废物组成的，所以宝宝进食的食物对便便的形成有着很大的影响。只要我们细心观察宝宝的便便情况，就会发现，母乳的质量在一定程度上也影响着宝宝便便的性状。

那么，母乳的质量是如何影响宝宝便便的呢？

（1）母乳含糖分太多。母乳喂养的宝宝，大便一般呈黄色，且水便分离。如果妈妈的乳汁含有过多的糖分，那么宝宝就会出现消化不良、大便次数增多等现象。此外，糖分过度发酵，宝宝还会出现肠胀气，大便多泡沫、酸味重等现象。所以，一旦有这些情况发生，妈妈就要限制糖和淀粉的摄入量。

（2）母乳含蛋白质过多。当妈妈乳汁中所含的蛋白质过多时，宝宝排出的便便就会出现硬结块，且发出如臭鸡蛋味的恶臭。这个时候，妈妈就要调整饮食，比如，限制鸡蛋、瘦肉、豆制品、奶类等富含蛋白质的食物的摄入量。

Tips: 前奶是指最先分泌的乳汁，这种乳汁水分比较多，还包括蛋白质、糖类、维生素、抗癌免疫球蛋白等物质；后奶含有脂肪、蛋白质和乳糖，能为孩子提供生长发育所需的大部分能量。

（3）母乳含脂肪过多。如果妈妈的乳汁含脂肪过多，宝宝大便的次数就会增多，且粪便中会有不消化的食物。所以，妈妈应该缩短每次喂奶的时间，多让宝宝吃蛋白质含量较多、容易消化、富含营养的前奶。或者是妈妈在喂奶前喝半杯淡盐开水，以稀释乳汁。

　　婴幼儿的肛门括约肌和提肛肌的肌紧张力较低，直肠和肛门周围的组织也松弛，加上其骶骨与直肠几乎处在一条直线上，直肠容易向上移动，久坐便盆容易发生脱肛。因此，父母要让孩子从小养成有便即排，排完即起的良好排便习惯。

正确辨识宝宝便便的颜色和性状

新生儿的便便总是那么奇怪，无论在颜色上还是性状上，看起来都让人感觉异常。其实，这些情况大多是正常的，新生儿的便便有一个变化的过程。下面就来了解一下吧！

宝宝便便的颜色变化

便便的产生与食物有着直接的关系。新生儿出生后，随着时间的推移和宝宝开始进食，便便的颜色也逐渐发生变化。

一般来说，在刚出生的时候，由于胃肠道没有进食任何食物，此时的胎便由羊水、黏液、皮屑等构成。因此，婴儿排出的便便一般呈现墨绿色，黏黏糊糊的，没有异味。

出生2～4天后，婴儿的便便颜色逐渐变为军绿色，而且黏性有所下降，这个阶段的便便一般处于过渡期，这也意味着宝宝开始消化最早吃到的母乳或配方奶了，肠道已经开始工作了。

另外，宝宝便便的颜色变化还与喂养方式有直接的关系，母乳喂养和人工喂养就存在很大差别。

（1）纯母乳喂养。宝宝大便的颜色为黄色或有点儿发绿，呈糊状或凝乳状，而且看起来像是芥末

Tips: 如果宝宝尿布上的大便是亮绿色，有泡泡，跟海藻差不多，这种情况可能是因为宝宝吃一边乳房的时间不够久。因此，喂奶的时候，要从宝宝上次吃完的那个乳房开始喂。

和奶酪混合在一起的样子，有一些种子状的小粒。如果宝宝大便的颜色比以前绿一些，可能是因为妈妈吃了平时不常吃的食物，只要宝宝没有其他症状，就无须担心。

（2）进食配方奶。宝宝便便的颜色大多为土黄色，也有的发绿，这主要是因为很多配方奶粉中添加了大量的铁。一旦孩子无法充分吸收，铁质就会被排出，从而使便便的颜色变绿。只要宝宝没有异常，同样无须担心。

（3）进食辅食。当宝宝断奶后，或者不单纯依赖母乳或者配方奶时，由于辅食的加入，宝宝的便便又会发生变化，颜色逐渐

变得发暗，与成人大便类似，甚至与食物的颜色有关。

宝宝大便的五大性状

不同的大便性状，意味着宝宝不同的身体状况。因此，对宝宝大便的性状进行了解，能很好地呵护宝宝的健康，让宝宝快乐成长。

一般来说，父母们要注意宝宝大便的以下五大性状。

（1）蛋花汤样大便。一般消化不良、喝母乳或配方奶的宝宝都可能会出现蛋花汤样大便，每天排便可达5～10次，颜色呈淡黄色或白色，有奶瓣，且有酸味，一般没有黏液。如果症状持续2～3天不见好转，就应该到医院进行治疗。

（2）水样便。在秋季和冬季，由于容易受肠道病毒的感染，宝宝会出现水样大便，呈喷射状，量较多，每天排便次数在10次以上。一旦宝宝出现这种情况，就容易伴随出现脱水、精神不振、吐奶、不吃奶等症状。因此，父母应及早带宝宝就诊。

（3）绿色稀便。天气发生变化时，宝宝由于着凉了，或者是吃了难以消化的食物，都容易引起绿色稀便。这样的大便稀薄，呈绿色，每天排便5～10次。

（4）黏液或脓血便。在夏季天气炎热的时候，由于细菌感染的缘故，宝宝大便容易带血或带有黏液。一旦发现这种情况，父母应及早带宝宝就诊。

（5）深棕色泡沫状便。人工喂养的宝宝，如果未到月龄就食用淀粉类食物，或者进食含有过多淀粉或糖的食物，都有可能引起深棕色泡沫状便。缓解的方法是适当调整饮食结构，一般能逐渐恢复正常。

健康小知识：为什么婴幼儿排便次数频繁？

一般来说，直肠大部分时间都处于空虚状态，只有当肠的蠕动把粪便挤入直肠时，才会刺激直肠壁引起排便反射。婴幼儿由于大脑皮质发育不完善，对排便的随意控制能力较差，因而进食的时候容易引起胃—结肠反射，从而产生便意，致使大便次数增多。

第二章
便便秘结不下，宝宝"清爽"有妙招

为什么宝宝的便便秘结了

> 宝宝便便秘结是一件让父母们很头疼的事，每当看到宝宝难受的样子，父母们的心里都会十分着急。想要从容地解决宝宝便秘的问题，首先就要找到便便秘结的原因。

什么是小儿便秘

我们知道，食物通过胃部的搅磨成为食糜进入小肠，营养被小肠吸收，没有被吸收的剩余残渣再进入直肠，剩余水分被吸收，其余成为粪便，这就是便便的形成过程。在这个过程中，任何一个环节出现问题，都可能会引起便便的异常，便秘就是其中之一。

小儿便秘就是各种原因引起的大便干硬、排便困难、排便次数减少，几天甚至几周1次的排便情况，是宝宝排便功能障碍中常见的症状，正常情况下发生的概率为0.3%～28.0%。因为便秘并不被认为是一种疾病，所以当宝宝发生便秘时，很容易被父母忽视，一旦情况严重了才开始采取措施，这样就会给宝宝的健康带来危害。

宝宝便秘一般会有一些表现，比如，排便次数减少，每周的排便次数少于3次；大便干燥，排便费力，单次排便时间超过30分钟，排便困难且伴随出血；等等。如果宝宝食欲不振或排便时哭闹，就要及时查看是不是便秘了。

宝宝大便秘结的原因

宝宝便秘对健康和生长发育的影响很大，父母应该对导致宝宝便秘的原因有个清楚的了解，以便更有效地采取措施。一般来说，宝宝便秘的原因主要有以下几个方面。

Tips: 宝宝的消化系统发育不成熟，对摄取的食物耐受性较差，加上宝宝又需要较多的营养物质来维持生长发育，所以，宝宝的饮食最好以细、软为主，以减轻胃肠的消化负担。

（1）对配方奶消化不良。纯母乳喂养的宝宝便秘较少，因为母乳中脂肪和蛋白质配比合理，宝宝体内形成的大便比较软，即使隔天排便也不会影响性状。而如果宝宝喝的是配方奶，因为奶粉中的一些营养成分过高，所以会导致大便干燥，从而引起便秘。

（2）辅食的添加。有的宝宝在开始添加辅食后会出现轻微的便秘，这主要是因为在添加辅食的阶段，宝宝开始进食米粉，而米粉的纤维含量比较低，所以易引起便秘。

（3）饮食结构不合理。一方面是食物过于精细，精细食物口感较好，营养价值高，但其粗纤维含量较少，对宝宝的肠道刺激不够，从而导致排便困难。另一方面宝宝饮食多荤少素，肉类含有较多的蛋白质，而如果肠道内分解蛋白质的细菌比发酵菌多，大便就会呈碱性并变得干结。同样，缺少蔬果中的纤维素及维生素也会引起便秘。

（4）饮水量不足。饮水不足也是宝宝便秘的一个重要原因，比如大量出汗、呕吐、腹泻以及发热等都会导致水分流失，如果宝宝不及时补充水分，这时，身体为了满足需要，就会尽可能多地从食物中吸收水分，甚至从肠道的便便中"回收"水分，使大便变得干硬，难以排出，导致便秘。

（5）饮食中蛋白质含量过高。如果宝宝摄取的食物中蛋白质含量过高，就易形成钙化酪蛋白，在大便中形成大量的不能溶解的钙皂，使大便呈碱性、干燥，从而无法刺激肠蠕动，最终导致便秘。

（6）父母没有对宝宝进行定期排便训练。到了一定的年龄，父母们都会对宝宝进行一定的排便训练，这可以让宝宝形成排便的反射和增强肠管肌肉的力量。而如果缺少排便训练，宝宝的肠管肌肉就会松弛无力，造成排便困难。

此外，宝宝排便的习惯也会一定程度上引起便秘。比如，在生活上没有规律，宝宝因为玩耍而抑制了便意，时间一长，肠道就会失去对便便刺激的敏感性，使得便便在肠内停留过久，变得又干又硬，难以排出。

健康小知识：便便的分级是怎样的？

按布里斯托大便分类法标注：1级为干硬球形便，水分含量小于40%；2、3级为干硬条形便，水分含量为40%～60%；4级为长条形软便，水分含量约为70%。

察言观色，宝宝便便秘结有先兆

宝宝便便秘结不下，一般都会有所表现。一些有经验的父母，能够通过观察宝宝的一些异常而提前知道宝宝胃肠的健康状况。那么，宝宝便秘前会出现哪些症状呢？

日常生活中，父母们都很细心地观察宝宝的状况，但要真正地了解宝宝是否健康，就必须懂得一定的护理常识。就拿判断宝宝是否便秘来说，一个重要的因素就是便便的质和量，而不是大便的次数。

健康的宝宝每天的排便次数存在很大差别，这主要与喂养方式有关。比如，完全母乳喂养的宝宝每天大便的次数较多，大便质地较柔软，基本上不会便秘；而牛奶及其他代乳品喂养的宝宝，大便次数为每天1次或2~3天1次。即便如此，只要便便的质和量正常，宝宝也没有其他不适的表现，就不是便秘。

那么，宝宝真正便秘时会有哪些症状出现呢？

（1）宝宝排便时很用力，小脸蛋憋得通红，小拳头紧握在一起，即便每天排便2~3次，但总量比平常1次的量还要少，

Tips：在观察宝宝便便的情况时，有时候你会看到纸尿裤里有水样大便，这不一定就是宝宝拉肚子了，也有可能是便秘的情况，因为水样大便能从堵塞的肠道边流出来。

偶尔哭闹不止，直叫"屁屁"疼而不愿意排便，有这些表现就一定是便秘了。如果同时出现食欲缺乏、腹部胀满、便意频频等，则更确定是便秘了。

（2）宝宝的脸色暗黄、皮肤干燥、嘴唇干裂、小便变黄且量少，伴有头痛头晕、容易疲劳、烦躁易怒、精神淡漠、食欲减退等，甚至出现轻度贫血与营养不良，这些症状都是宝宝便秘的外在表现。

因此，及早地知道宝宝便秘的情况而采取措施，有利于呵护宝宝的健康。因为干燥坚硬的便便容易损伤肛门，引起肛门出血、疼痛等。如果宝宝突然2天以上不拉大便，同时伴有腹痛、腹

胀或呕吐，父母就要开始注意了。

健康小知识：宝宝便秘有哪些危害？

　　宝宝如果经常便秘，就会因为腹胀不适而消耗掉更多的精力，导致对外界事物淡漠而显得呆头呆脑。体内不能及时将废物排出，蛋白质腐败物就会被肠道吸收到体内，从而容易引起毒性反应。所以，便秘的宝宝经常会出现头晕、头痛、焦躁不安、食欲减退、口酸、口臭等症状。

仔细辨别宝宝便秘与攒肚

有些父母很疑惑：为什么每天都正常拉便便的宝宝，突然接连几天都不拉了呢？难道宝宝又便秘了？于是又急又担心。其实，出现这种情况也有可能是宝宝攒肚了。下面就来认识一下攒肚和便秘的区别吧！

两大特征，轻松辨别攒肚与便秘

相信很多父母都有这样的经历：刚进入2个月的宝宝每天正常排便，但渐渐地次数就减少了，甚至好几天不排便，于是开始有些慌乱，一边向长辈求助，一边用开塞露、肥皂头给宝宝通便。

其实，宝宝是否便秘，很多时候不能只看表面就急于下定论。当出现上述情况的时候，父母们不妨缓一缓，别急着给宝宝通便，而是应仔细查一查原因，因为攒肚也会有类似便秘的表现。

那么，如何区别宝宝是攒肚还是便秘呢？很简单，只要符合以下两个特征，就说明宝宝是攒肚，父母不必担心，因为攒肚会随着月龄的增加逐渐自行改善。

1. 在纯母乳阶段不排便

要想辨别宝宝是不是攒肚，宝宝的年龄段是一个很重要的判断因素。一般来说，攒肚的现象大多发生在出生3～6周、纯母乳喂养、尚未添加辅食的宝宝身上。而如果是人工喂养、混合喂养以及添加辅食后的宝宝出现好几天不排便，很可能就是便秘了。

另外，攒肚和便秘在表现上也有所不同，便秘的宝宝一般会出现腹胀、有口气、食欲下降等症状，而攒肚的宝宝是不会出现这些现象的。所以，父母只要依据年龄段，加上细心的观察，就能轻松辨别攒肚和便秘了。

2. 便便松软

区别攒肚和便秘的另一个方法是看便便的性状。一般来说，便秘的宝宝大便都比较干硬，而攒肚宝宝的便便则不一样，即使是几天不排便，再排出的依旧是正常的糊状便或是软便。因此，根据对便便性状的观察也可以很好地区别攒肚与便秘。具体内容见下表。

	攒肚	便秘
便便性状	柔软或呈糊状、黄色	干硬、呈黄褐色或咖啡色
排便情况	排便轻松、不困难	排便困难
喂养情况	纯母乳喂养	人工喂养、混合喂养、添加辅食

攒肚并非坏事，不必过于担心

宝宝排不出便，无论是便秘还是攒肚，大多数父母都会很担心。毕竟排泄不正常就说明胃肠出了问题，便便在体内停留过久难免会产生毒素。其实，只要宝宝不是真的便秘，偶尔的攒肚也不是什么坏事，因为攒肚只是在纯母乳喂养阶段因乳汁中蛋白质的利用率高而引发的一种特有现象。

排便与生物钟有一定的关系。一般来说，新生儿不会出现攒肚现象，因为刚出生的宝宝还没有形成生物钟，通常是吃了就拉。直到满月后、生物钟规律时才会

Tips: 一般来说，纯母乳喂养的宝宝基本是不会便秘的。如果在这个阶段，宝宝出现排便困难，大便干燥、呈球状等现象，父母们一定要引起注意，因为这有可能是由先天性巨结肠引起的。

出现攒肚现象，尤其是2个月的时候，宝宝的生活作息以及内在生物钟更加规律化，再加上母乳中蛋白质的利用率高，产生的食物残渣少，难以刺激肠道蠕动，所以极易出现攒肚现象。

但等宝宝到了4个月之后，由于进食量的增加，基本很少再出现攒肚现象。

不过，需要提醒的是，这并不是说进食量的增加与攒肚有着密切的关系，宝宝并不是吃得多就拉得多，吃得少就拉得少。所以，不能因为宝宝攒肚了，就认为宝宝没有吃饱，从而盲目添加配方奶或提前添加辅食，否则就会适得其反，甚至有可能真的造成便秘。

健康小知识：为何不宜常用开塞露和肥皂头？

给宝宝通便，不建议长期使用开塞露或肥皂头。因为开塞露的成分除了甘油外，还包含了山梨醇或其他一些会破坏宝宝肠道内电解质平衡的物质，且容易让机体形成依赖。此外，也不主张使用肥皂头，因为宝宝的肠黏膜非常娇嫩，使用肥皂头通便，容易伤害宝宝的肠黏膜。

宝宝功能性便秘与器质性便秘护理大不同

便秘是不同年龄阶段宝宝身上出现的常见症状之一。虽说便秘不是特别严重的问题，但对宝宝的健康成长也有着很大的影响。而要想有效地解决宝宝的便秘问题，父母们首先要搞清楚宝宝便秘是功能性的还是器质性的。

功能性便秘

宝宝便秘看似是一件小事，但同样是便秘，其类型却是不同的。一般来说，宝宝便秘大都属于功能性的。如果宝宝平常排便正常，但

Tips: 父母面对宝宝便秘时间长而束手无策时，不妨切一条小咸菜，大小如筷子粗细，塞入肛门3~4cm，堵住肛门口2~3分钟则可使宝宝排出大量大便。

是突然出现大便干硬，排便时哭闹，3～5天个排便等症状，因环境改变、饮食习惯改变等因素而诱发的便秘，就属于功能性便秘。

宝宝是否发生功能性便秘，我们可以通过以下两个方面来判断。

（1）排便量明显减少，便便干燥，排便时间明显变长。宝宝的排便次数会随着年龄的增加而逐渐减少，小于4岁的宝宝每周排便次数少于或等于3次即为异常。功能性便秘的宝宝一般会出现排便次数明显减少，3天一次，甚至是更长时间排便一次的现象。

（2）出现腹痛、腹部有包块、便血、消瘦、体温升高等合并现象。如果日常护理中，宝宝出现了这些症状，父母们就应该引起注意了。功能性便秘的原因比较多，如果长时间找不准病因，宝宝就会伴随出现焦虑、失眠多梦等症状，这样反而会加重便秘，无疑会形成恶性循环，对宝宝的健康造成危害。

因此，父母们要及时找出引起便秘的原因，然后采取有效的措施。以下方法对改善便秘有很大的帮助。

（1）改善宝宝的饮食。不要给宝宝吃带有刺激性的食物，减少蛋白质的摄入量，多吃一些新鲜的蔬菜和水果，这样有利于减轻胃肠的负担，使胃肠能够正常地蠕动，从而达到缓解便秘的目的。

（2）补充适量的水分。人体如果缺少水分，就很难保证肠道的正常运行。而充足的水分可起到软化便便的作用，避免便便干燥，促进正常排便，从而减少便秘的现象。

（3）让宝宝活动起来。宝宝饭后半个小时，可以带着宝宝外出活动活动。因为适当的运动能够加快胃肠的蠕动、促进消化，使便便不易干结。

如果宝宝因为便秘而有哭闹等行为，时间一长就会导致排便意识减弱甚至加重便秘，所以，和宝宝愉快地玩耍对便秘也有一定的缓解作用。

器质性便秘

说起器质性便秘，相信很多父母从字面上就能联想到这与器官有关。的确，与排便有关的肠道及辅助排便的腹肌、膈肌等发生病变引起的便秘就是器质性便秘。当然，也包括全身其他病变影响到肠道而发生的便秘。

器质性便秘，一般与以下三种情况密切相关。

（1）肛门异常。有些宝宝的肛门开口位置异常，当便便排出的时候，难免会受到阻碍，有这种情况的宝宝应尽快去医院治疗。

（2）先天性巨结肠症。也称为肠管无神经节细胞症，是胃肠道先天性畸形中最常见的病症之一，其表现为排便困难、腹胀。诊断时需要借助特殊的消化道摄影、肠黏膜切片及肠动力学方面的检查，一旦确诊，就必须进行手术治疗。

（3）肛门开裂。宝宝便秘时，如果用力过度，很可能将肛门黏膜撑裂。一旦撑裂，当宝宝再次用力排便时，就很可能会因为肛门黏膜反复裂开而引起疼痛，进而导致宝宝不再愿意排便。

器质性便秘与功能性便秘有很大的不同，在处理上也更为棘手，一般可以采用以下两种方法。

（1）饮食调节。和功能性便秘一样，在饮食上加以注意和调节是其有效缓解便秘的方法，比如，多喝水，多吃含有膳食纤维的食物。

（2）手术治疗。器质性便秘治疗起来比较困难，当经过一些非手术治疗，比如药物治疗，没有疗效且出现异常时，就要考虑进行手术治疗。

健康小知识：宝宝喝奶粉后便秘怎么办？

为宝宝挑选奶粉时，应避开棕榈油、全脂奶粉或乳脂等成分，尽量选用精制植物油配方制成的产品。

调节饮食是防治宝宝便便秘结的首选

宝宝便便出现异常，一般与饮食不当有着很大的关系。因此，培养宝宝良好的饮食习惯不仅能预防便秘，还能使便秘得到有效的缓解。

食疗是防治宝宝便秘的首选

便秘的重要原因之一就是大便中的食物残渣和水分太少。因此可以看出，饮食与便秘紧密相关。大量的实践证明，婴幼儿功能性便秘主要是由

Tips: 一般来说，糖会减弱胃肠道的蠕动，柿子可减少肠液分泌，莲子、糯米收涩固肠作用较强，蛋白质或钙质过多的食物易使大便成碱性，以上这些食物都容易导致便秘的发生，宝宝应该少食用。

饮食结构不合理、摄入量较少、食物成分不均衡等引起的。所以，要改变宝宝的便秘情况，还得从饮食做起。

另外，由于小儿肠道功能尚不完善，如果用泻药来治疗，容易引发肠道功能紊乱。所以通过调整饮食结构、增加食物营养成分、改变饮食习惯等方法来治疗，不仅可以缓解婴幼儿便秘的症状，而且健康又安全。

预防宝宝便秘的饮食习惯

前面我们讲了食疗是预防宝宝便秘的首选方法，同样的，饮食不合理也会导致宝宝便秘的发生。所以，要让宝宝肠道畅通，父母就应该让宝宝养成良好的饮食习惯。可以从以下几个方面来进行。

（1）少食多餐。宝宝的胃容量小，每次吃不了太多的食物，但由于精力旺盛，活动量大，几乎每3～4小时就需要补充1次能量。父母可以把宝宝每天所需的营养，分成3顿正餐和2顿副餐来供给。

（2）均衡营养。每天可以喂宝宝吃一些五谷杂粮，如红薯、玉米面、麦粉等富含B族维生素的辅食，可有效调整肠道肌肉张力，帮助通便。另外，经常给宝宝喝一些美味的番茄鸡蛋汤、韭菜汁或蔬菜米粥等，也能起到很好的润肠通便的作用。

（3）补充纤维素。有些宝宝有挑食的毛病，如不喜欢吃蔬菜、水果，父母则可以让他们多吃木耳、杏鲍菇、海苔、海带等食物，以增加纤维素的摄入，从而促进排便。

（4）进食瓜果。对燥热引起的便秘，还可以让宝宝多进食瓜类水果，如西瓜、香瓜、哈密瓜等，以消除体内的燥热。

健康小知识：膳食纤维——治疗便秘的好帮手

膳食纤维，一方面可以增加粪便的体积，促进大肠的蠕动；另一方面可以缩短粪便在大肠内的停留时间。尤其是水溶性纤维素，它能吸收水分而膨胀，在胃肠中形成凝胶，使粪便软化、湿润而易排出。如果膳食纤维摄取过少，粪便在大肠内的蠕动就会变得缓慢，且粪便中的水分会被吸干，从而造成便秘。

不想宝宝便秘，多在人工喂养上下功夫

"我的宝宝又便秘了，这难道与我的喂养方式有关吗？"很多父母会发现，孩子经常会因为饮食的变化而出现排便异常的问题，比如，通常所说的"上火了"。因此，很多宝宝的便秘问题可以在人工喂养上下功夫。

为何人工喂养的宝宝容易便秘

很多人工喂养的宝宝都会出现便秘问题。可以说，在宝宝成长的过程中，便秘是最容易出现的

Tips: 父母在喂养宝宝的过程中要多用心，给宝宝冲奶粉时要根据说明加入适量的水进行稀释，不要把奶粉冲得过于浓稠，否则不利于宝宝消化和吸收。

问题，尤其是人工喂养的宝宝，比母乳喂养的宝宝更容易便秘。这其中的原因主要有以下几个方面。

1. 奶粉不易消化

奶粉的原料是牛奶，牛奶中含酪蛋白较多，钙盐含量也较高，在胃酸的作用下容易结成块，不易消化，再加上宝宝的年龄较小，消化功能弱，所以，在喂养的过程中容易发生便秘。

2. 宝宝肠胃不适应

配方奶粉是以牛奶为原料制作而成的，其中添加了各种营养素，有些宝宝的胃肠不适应某种奶粉，喝了就会出现大便秘结的现象，这一般与宝宝的胃肠有关。不过，每个宝宝的体质不一样，对奶粉的耐受程度也不一样。

便秘的宝宝如何进行人工喂养

前面我们知道了，人工喂养的宝宝要比母乳喂养的宝宝更容易便秘。那么，面对这种情况，父母们该如何缓解宝宝的便秘呢？喂养的时候又有哪些需要注意的呢？下面，按照宝宝不同的年龄阶段来分别说明一下。

（1）3～4个月。在宝宝两次吃奶之间适量地喂一些菜汁和果汁。可以把苹果、橙子、西瓜等榨成汁让宝宝喝，也可以用芹菜、胡萝卜、梨等给宝宝煮水喝，但是不要让宝宝喝碳酸饮料。

（2）6～12个月。这个阶段的宝宝大都已经添加辅食，如果宝宝进食的量比较少，或者有严重的偏食习惯，比如，宝宝饮食多荤少素，吃进的食物中含有较高的蛋白质，而维生素的含量很少，缺乏植物纤维，就难以刺激胃肠蠕动；或是喜欢吃干食，且不习惯喝水，都会导致大便干结，发生便秘。

（3）1周岁以后。这个阶段的宝宝能够吃很多食物，喂养宝宝也方便多了，除了肉、蔬菜和水果之外，还可以让宝宝每天喝少量的酸奶，因为酸奶中含有有益细菌——乳酸菌，它能够使宝宝胃肠的菌群达到平衡，同时还可以润肠，促进肠的蠕动，具有很强的通便功效。

健康小知识：孩子偏食怎么办？

对于偏食的宝宝，可以将蔬菜、水果分别制成菜泥和水果，配合宝宝喜欢吃的食物一起喂。也可以制作成美味可口的菜粥，或者是把肉和蔬菜剁成碎末，做成小包子，这样宝宝就会把肉和蔬菜一起吃掉。只要能够保证宝宝吃进的食物中有足够的植物纤维，就可以促进宝宝肠胃的蠕动，从而达到通便的目的。

增强体质，让便秘不再困扰宝宝

每个人的体质生来就不一样，体质的好坏影响着宝宝的生长发育和健康。比如，宝宝经常便秘与体质差就存在一定的关系。因此，想要改善宝宝便秘的症状还需注意增强体质。

婴幼儿体质的形成

说一个人身体好的时候，我们常用体质好来形容。那么什么是体质呢？简单地说就是个体在生命过程中逐渐形成的综合特质，体质一旦形成，便在一定时期内保持稳定，但并不是一成不变的。

婴幼儿的体质同样有强有弱，而且婴幼儿时期的体质可塑性比较强，这个阶段也是调理体质、促进健康的重要时期。一般来讲，婴幼儿体质的形成，与父母，尤其是母亲有着密切的关系。这主要体现在以下三个方面。

（1）胎儿时期。胎儿在子宫内，其成长发育主要依靠与母体相连的脐带供给营养，所以，母体体质的好坏一定程度上决定了胎儿的体质。

（2）婴儿时期。宝宝出生后，母乳是其生长发育最主要的营养来源，此外妈妈对宝宝的情感也影响着宝宝的生长发育，这两者都对宝宝的体质有一定的影响。

（3）幼儿时期。宝宝进入幼儿时期，变得更加独立。这个时候体质的好坏主要受到情感、饮食以及生活习惯的影响，只要父母细心呵护宝宝的饮食和起居等，就能增强宝宝的体质。

便秘与体质的关系

前面我们了解了什么是体质，宝宝的身体素质，也就是体质，很大程度上决定着机体的自我调节控制能力和对外界环境的适应能力，决定着机体对某些致病因素的易感性及其所产生病变类型的倾向性。可见，体质好的宝宝不容易生病，而体质差的宝宝则更容易出现健康问题。

便秘作为一种常见的症状，它的发生与体质有很大的关系。

比如，一个体质健壮、正气旺盛、气血运行正常的人，是不容易生病的；相反，如果一个人正气内虚、气血不足，就非常容易遭到病邪的入侵。正如中医所说的那样，气虚运物无力，血虚大肠失润，便秘就形成了。

再如，一个体内火气旺盛，时常容易上火的人，就很容易便秘。只要细心观察，很多时候你会发现，宝宝一旦吃了上火的食物，就会出现排便不畅通的情况。这是因为火邪伤阴，阴液亏虚，大肠失于濡润，从而导致大便干燥，排出困难。

可见，宝宝不同的体质类型，一定程度上决定了便秘的不同证型。

健康小知识：过敏体质的宝宝该如何护理？

春秋季节容易引发皮肤过敏，这时宝宝的饮食要清淡，同时要多食用富含维生素C和维生素A的食物。冬季则容易引发过敏性鼻炎、过敏性气管炎等，此时要注意预防感冒，保持营养均衡，观察便便是否通畅，防止积食，注意室内外温差，以降低宝宝的过敏概率。

中医治疗，缓解宝宝便秘效果好

宝宝便秘了怎么办？很多新手父母都是带孩子去医院，而有的父母则是通过一些长期积累的经验方来调理，也就是中医的方法。那么，用中医方法缓解宝宝便秘到底值不值得提倡呢？

中医对婴幼儿便秘的认识

便秘是婴幼儿身上常见的症状之一，西医一般将其分为器质性和功能性两类。而中医认为的便秘主要是功能性的，是指大便秘结不通，排便时间延长，或有便意而难以排出的一种病症。我们知道，食物进入胃肠，经过消化和吸收，剩余残渣的排出需要24～48小时。如果长达两天都不排便，那就是便秘了。

1. 对便秘分类的认识

在很多父母看来，便秘是宝宝一个很平常的症状。其实，中医对便秘的认识是比较复杂的，尤其对便秘的分类，是非常有讲究的。

中医典著《伤寒论》称便秘为"阳结""阴结"，简单地说，就是有火的是阳结，无火的是阴结。后来，医家根据便秘的成因，又总结了风秘、气秘、热秘、寒秘、湿秘、热燥、风燥等说法，可见中医对便秘分类的细致程度。

2. 对便秘病因的认识

既然了解了婴幼儿便秘的分类，那么，在治疗过程中，就应根据不同的病因采用不同的方法。然而，采用方法的前提是，要知道宝宝便秘的原因。

> Tips：虽然宝宝便秘的原因多种多样，但其发生的关键主要有三个方面：一是肠道干涩，大便干结而便秘；二是传导无力，大便不能被推动而便秘；三是传导受阻，大便排出受阻而便秘。

中国历代医家的临床实践总结，小儿便秘主要有以下几个因素。

（1）胃肠燥热。婴幼儿属于纯阳之体，阳气旺盛，如果饮食过于肥甘厚腻，就容易导致体内热毒盛起，热病之后，剩下的热量停留在体内，或是肺燥肺热使热毒下移大肠，都会让胃肠积热，积热过盛就会耗伤体内的津液，从而导致肠道干涩燥结，形成热秘。

（2）气血亏虚。虽然婴幼儿阳气旺盛，但由于器官稚嫩，很容易受到病邪的入侵。比如，在生病时用汗利燥热的药物，就会损伤阴津；或者过于频繁地活动，大量出汗使津液流失，也会导致气血津枯，阴津亏耗。一旦气虚，大肠的传导功能就会减弱，而阴血亏虚肠道又会干涩，这些因素就造成了虚秘。

（3）气机郁滞。如果婴幼儿心情不畅，整天哭闹而得不到安抚，或是缺少活动，经常久坐少动，以及肠道有蛔虫，肺气不降等，都会导致大肠气机郁滞，通降和传导功能失常，使得糟粕停留在肠内而形成便秘。

（4）阴寒内结。有的父母不注意婴幼儿饮食，经常让宝宝吃一些寒凉生冷的食物，或者宝宝习惯于赤脚活动玩耍，以及生病时用一些苦寒的药物等，这些因素都会损伤阳气，使得脾胃阳气虚弱，不能蒸化津液温煦肠道，于是阴寒内结，糟粕聚积肠道而形成寒秘。

中医治疗婴幼儿便秘的方法

通过前面的了解，我们知道引起婴幼儿便秘的原因有很多，而且极其复杂。所以，必须对症治疗，好在中医对便秘的治疗有很多方法。一般来说，以下方法都能够在一定程度上缓解宝宝的便秘。

（1）进行食疗。药食同源是中医治病的一大特点，这种方法不仅有治病的功效，还能增强营养。比如，在治疗宝宝便秘方面，蔬菜、水果、五谷杂粮及干果中的核桃仁、杏仁、芝麻仁、桃仁等，既是富有营养的纤维质食物，又能够有效地缓解便秘。用这些食物熬成"药粥"喂养宝宝，可以增强宝宝的脾胃功能，增强其运化，防止便秘的发生。

（2）善用偏方。偏方是民间经过实践和验证流传下来的有效治病方法，在治疗宝宝便秘方面，同样有着一些有效的偏方，例如：葱白1根，蘸蜂蜜后轻轻塞入婴幼儿的肛门，可起到通便的作用；取适量菠菜洗净，榨成汁服用；取少量蜂蜜，凉开水冲服；松子仁适量，炒熟，早晚当零食吃；等等。

（3）穴位按摩。畅通经络有利于气血运行，按摩也是缓解便秘的方法之一。父母可以让宝宝平躺，在腹部涂上润肤露或按摩油。先用手掌心按顺时针方向环形按揉宝宝腹部5～10遍；然后，用拇指肚按揉上、中、下三脘穴，每穴按揉2～3分钟。具体取穴见下图。

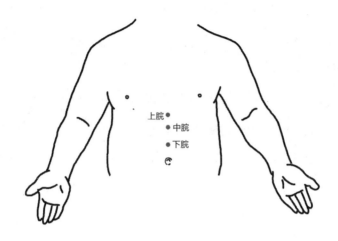

上脘
中脘
下脘

（4）药浴疗法。药浴也是中医治疗便秘的一种外治方法。婴幼儿便秘时，父母可以在医师的指导下，用一些具有润肠通便、健胃消食功效的药物，如茯苓、白术、甘草等研成粉末，冲入10倍的开水，待温度适宜时，给宝宝坐浴。

总的来说，中医治疗婴幼儿便秘的方法较多，除了以上几种，诸如针灸、拔罐等也对便秘有缓解作用。但大多数方法都需要由专业的

Tips: 服用通便药的时间要根据病情和药物的性质来定。一般在饭前或饭后半小时服用，但有些健胃药对胃肠刺激较大，宜饭后服用；服药次数一般为1天口服2次。

医师进行指导或操作。父母们可以多了解这方面的知识以便日后为宝宝便秘寻找更多的方法。

健康小知识：中医治便秘的偏方可信吗？

中医偏方是经过无数的实践传承下来的，对治疗疾病是有一定效果的，有的甚至效果显著。但是，在治疗婴幼儿便秘时，最好不要自己擅自选择一些偏方来治疗，因为偏方中有很多中草药，而且对量的把握也非常严格，所以，应在专业的中医师指导下使用，这样才能确保不对宝宝产生副作用。

谨慎使用泻下药治宝宝便秘

大多数成人在便秘严重的时候，都会使用泻下药。泻下药对通便有比较显著的效果，但是一般都是寒性的。因此，针对婴幼儿，泻下药的使用应该慎之又慎。

泻下药的种类及作用

泻下药是指能引起腹泻或润滑大肠、促进排便的药物。泻下药一般都是沉降之品，主要起泻下通便的作用，以排除胃肠积滞和燥屎等。一般来说，泻下药可以分为接触性、容积性和润滑性三类。

（1）接触性泻药。主要原理是通过与黏膜直接接触，使黏膜通透性增加而起到导泻的作用。比如沙可啶，它直接作用于肠壁，通过刺激肠黏膜神经末梢，引起肠壁反射性蠕动增强，作用温和，一般在服药后8～10小时发挥作用，通常要求在睡前服用。

（2）容积性泻药。是指非吸收的盐类和食物性纤维素等物质，比如乳果糖、硫酸镁、山梨醇等。这类药物口服后不易被肠道吸收而又容易溶解于水，使肠内渗透压升高，能吸收大量水分并阻止肠道吸收水分，于是肠内保留大量水分，容积增大，扩张肠道，对肠黏膜产生刺激，反射性引起小肠蠕动增强，进而促进排便。

（3）润滑性泻药。原理是通过局部滑润并软化粪便而发挥作用，比如甘油栓、开塞露等。这类药物能润滑肠壁及肠内容物，并阻碍肠内水分的吸收，使粪便软化易于排出。

使用泻下药的注意事项

日常生活中，有些父母只要发现宝宝便秘了，就盲目地使用泻药。由于不对症，通常是量越用越大，最终便秘也不见好转。所以，父母们在给宝宝使用泻下药时一定要注意以下几点。

（1）视病情选择泻药。如果婴幼儿是慢性便秘，最好不要用强劲的泻药，因为这会导致宝宝的小肠蠕动加强，长期服用会造成消化道功能紊乱。诸如蓖麻油等泻药，不仅不能用来排出肠溶性毒物，还可能促进该类毒物的吸收。另外，三黄片、牛黄解毒片、牛黄上清丸等清热泻药，对气血虚弱所致的婴幼儿便秘不宜使用，以免损伤脾胃。

（2）不要盲目使用泻药。由于婴幼儿各器官稚嫩，对药物不耐受，容易引起副作用。因此，对宝宝便秘不能盲目使用泻药，而应该多从生活、饮食习惯等方面加以纠正，或是让宝宝多做运动，养成定时排便的习惯。当这些方法都不起作用的时候，再考虑药物治疗。

（3）腹痛不明确病因时忌使用泻药。有的宝宝会出现不明原因的腹痛，且伴有便秘现象，在没有查清病因的情况下，最好不要使用泻药通便。因为泻药会使本就脱水的肠道失水情况进一步加重，从而增加患机械性肠梗阻、腹膜炎以及并发肠穿孔等的危险。

健康小知识：为什么婴幼儿不宜长期服用通便药？

婴幼儿正处于生长发育的高峰期，身体的各种功能都在不断完善和发展，如果长期服用泻下药则会导致一系列的问题，比如，可能损害肠肌丛神经，使肠黏膜变色，降低肠黏膜的通透性，损伤肠道功能，甚至出现腹痛、呕吐、恶心、胃肠道出血及脱水等。经常用药物刺激肠壁可引起结肠痉挛性便秘，所以长期依赖泻下药是一种错误的选择。

意识性排便训练有助于缓解宝宝便秘

"我的宝宝8个月大了，婆婆要我定时给宝宝'把便'，说是让孩子从小养成定时排便的习惯，而且便秘的时候，进行有意识的排便训练还有助于缓解便秘症状，这是真的吗？"

什么是意识性排便训练

我们知道，排便是一项生理活动，宝宝由于没有形成排便规律，也没有形成卫生意识，所以排便往往不受控制，比较随意。因此，这就需要人为地对宝宝进行有规律的强化训练，以便让他们形成习惯，这就是有意识的排便训练。

那么，父母该怎样对宝宝进行排便训练呢？

（1）在合适的阶段进行。一般来说，对宝宝进行排便训练不宜过早也不宜过迟。宝宝能够理解排便训练的意义并配合的时间在18个月左右，过早和过晚均影响排便训练效果。因此，能否有效地培养宝宝有意识地排便，选对阶段很重要。

（2）合理安排时间。宝宝排便虽然没有形成规律，但也有一定的时间段，比如，餐后30～60分钟是宝宝可能排便的时间。需要注意的是，每次排便训练以5～10分钟为宜，不要让宝宝久蹲、久坐，以免造成肛门肌疲劳。一般坚持1周左右的时间，宝宝就能形成规律的排便时间，从而减少直肠粪便的潴留，起到预防便秘的作用。

（3）借助排便器具。为了让宝宝更乐意排便，父母可以借助外观吸引人、颜色鲜艳的排便器具，鼓励宝宝每天在排便器上坐一会儿，并向宝宝解释什么时候该排便了。不过，训练时可能会出现

Tips: 如果宝宝还是不能很好地控制排便，也别用语言来呵斥他，因为批评会增强宝宝的压力而适得其反。但是当宝宝能自己控制排便时，一定别忘了及时表扬，以增强宝宝的自信心。

后退现象，如强忍粪便而不排，这属于正常现象，父母不必焦虑和对孩子施加压力。

意识性排便训练对便秘的作用

有意排便训练，主要是让宝宝形成排便的规律性。其实，除此之外，意识性排便训练还能够对宝宝便秘起到预防作用，帮助宝宝减轻便秘带来的痛苦，因为不按时排便也是宝宝便秘的原因之一。

婴幼儿由于腹部及骨盆腔的肌肉正处在发育阶段，排便反射的功能尚不成熟。宝宝有了便意常常不知道去卫生间，因此需要父母从小进行训练。所以，经过排便训练的宝宝较少发生便秘。

有研究证明，大约42.1%的经常便秘的宝宝都是没有经过排便训练的，或是接受的排便训练极不规范。这有力地说明了，宝宝功能性便秘与未接受规范的排便训练有着密切的关系。

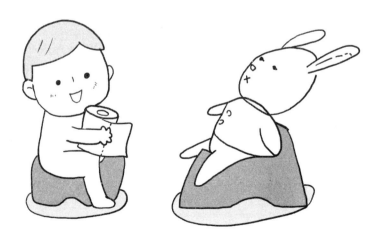

以上内容充分说明了排便训练对预防宝宝便秘的重要性。具体训练方法如下。

（1）宝宝进餐后1小时，父母可以让宝宝在便盆上坐便至少10分钟，并在旁边发出一些与大便有关的如"臭臭""拉拉"等暗号来诱导宝宝排便。

（2）坚持训练一段时间，宝宝就会形成对排便的条件反射，逐渐产生便意。训练过程中，当发现宝宝忽然坐定不动、睁大眼、合紧嘴、面颊涨红时，要及时鼓励宝宝，比如说"宝宝的臭臭要出来啦"，帮助宝宝深刻感受便意。久而久之，宝宝就会形成定时排便的习惯。

健康小知识：宝宝排便训练时的小技巧

在对宝宝进行意识性排便训练时，可以借助一些好玩的"装备"，比如各种外形漂亮的儿童便盆，以及有趣的便便图书，让宝宝从思想上、行动上自觉自愿地进行排便。

第三章

腹泻不止，怎一个"愁"字了得

泻、泻、泻：宝宝腹泻为哪般

便秘和腹泻犹如一对好兄弟，不是你来就是我往。对于婴幼儿来说，腹泻带来的烦恼与便秘相比有过之而无不及。那么，为什么宝宝容易发生腹泻呢？

体质弱让宝宝更易腹泻

几乎每个宝宝都不止一次地拉过肚子，尤其是年龄较小的宝宝。可以说，腹泻是宝宝们最容易患的"小儿疾病"之一。每当宝宝上吐下泻时，父母们心急如焚，希望宝宝能快快地好起来。

宝宝为什么这么容易腹泻呢？除了受到外部环境的影响外，其实，最主要的还是自身的因素，具体体现在以下几个方面。

（1）胃肠道发育不成熟。宝宝体内的各种消化酶分泌不足，且活性低，会导致对食物的耐受力差，对很多食物都难以适应或是难以消化吸收。而宝宝又需要大量的营养来促进生长发育，因此胃肠道的消化吸收负担较重，很容易引起消化功能紊乱。

（2）免疫功能不完善。免疫力低下是婴幼儿体质的一大共性，正因为胃肠道免疫力较低，所以病菌才很容易通过食物或餐具进入宝宝体内，从而引起腹泻。

> Tips: 血清大肠杆菌抗体滴度以初生至2周岁最低，以后逐渐升高，所以宝宝易患大肠杆菌肠炎；而母乳中大肠杆菌抗体滴度高，特别是初乳中致病性大肠杆菌分泌型IgA高，所以母乳喂养的宝宝比较少生病。

（3）体液分布差异。机体含有大量的水分，这些水和分散在水里的各种物质总称为体液，体液可分为细胞内液和细胞外液。婴幼儿细胞外液所占比例较高，且水分代谢旺盛，调节功能又差，所以容易发生体液、电解质紊乱。

（4）胃内酸度弱。胃酸能起到很好的抗菌作用，婴幼儿胃内酸度比成人要弱很多，所以抗菌能力差。此外，血液中的免疫球蛋白和胃肠道的SIgA均较低，也容易导致肠道感染。

宝宝腹泻有原因，你找对了吗

婴幼儿腹泻的原因很多，前面我们从宝宝自身的体质进行了分析。不过，宝宝处于生长发育的阶段，体质弱是普遍的现象，不是短时间能够改善的。除此之外，我们更应该了解外部环境因素所导致的腹泻，以便更好地呵护宝宝的健康。

一般来说，婴幼儿腹泻有非感染性和感染性两种，引起的具体原因也不同。

非感染性腹泻是由饮食因素和气候因素引起的，通常表现在以下几个方面。

（1）喂养不当。人工喂养的宝宝，如果进食的量超过了婴幼儿胃肠道的承受能力，或是食物的质量不好，都容易引起消化不良。比如，过早喂食大量淀粉或脂肪类食物，突然改变食物品种或断奶，都可能引发腹泻。

（2）牛奶过敏。如果宝宝脸上出现湿疹，便便呈水样，有可能是食物过敏的表现。牛奶是营养食品的首选，但有些宝宝喝牛奶后会出现不适，这主要是由于牛奶中含有乳糖。乳糖在体内分解代谢需要有乳糖酶的参与，如果宝宝体内缺乏乳糖酶，乳糖就无法在肠道内消化，就会造成肠鸣、腹痛甚至腹泻等症状。

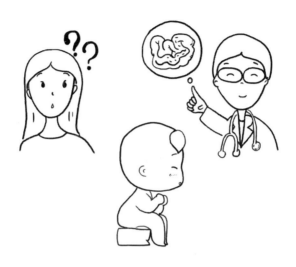

（3）气候变化。婴幼儿体质弱，天气的剧烈变化很容易引起疾病。比如，气温过低，腹部受凉会使肠蠕动增加，气温过高则会使胃酸及消化酶分泌减少，使消化功能紊乱，从而造成腹泻。

除了非感染性因素外，父母们对感染性因素也不可忽视。感染性因素主要包括

Tips: 需要辨别的是，正常的新生儿大便次数多，不一定就是腹泻，这主要是由于神经系统发育还不完善，对消化系统的调节能力较弱，而且肛门括约肌也未发育成熟，难以控制便便的排出。

消化道内感染与消化道外感染两类。例如，上呼吸道感染及中耳炎、咽炎、肺炎等消化道外感染，或是致病微生物随被污染的食物或水进入婴幼儿消化道等引起的消化道内感染，都会引起宝宝腹泻的发生。

健康小知识：观察便便能查知腹泻原因吗？

父母可以通过观察宝宝的"便便"，大致判断孩子患的是哪类腹泻。如果大便里带有黏液和血，就可能是细菌感染引起的；大便呈水样稀糊状，没有黏液，可能是病毒引起的；如果宝宝的便便很臭，而且有未消化的残渣，那可能就是消化不良引起的。

便便溏泄的危害不可小觑

> 一般来说，引起宝宝腹泻的罪魁祸首大多是细菌和病毒，婴幼儿年龄小，肠胃免疫功能低，很容易因不洁的卫生环境导致腹泻，给宝宝带来身体危害。

宝宝腹泻的症状和过程

婴幼儿腹泻，也被称为消化不良，小于2岁的宝宝极易发生。父母只有在日常生活中对宝宝正常的排便习惯有清楚的认识，才能在第一时间判断宝宝是否腹泻。除了观察大便的形状、气味、次数等，还可以观察宝宝是不是伴有不爱吃饭、肚子胀痛等胃肠不适症状。

宝宝一旦发生腹泻，通常会表现出以下三种症状。

（1）发热。宝宝发生腹泻的初期，一般会先出现咳嗽、流泪等上呼吸道感染症状。体温也会有所上升，一般在38～40℃之间。一些缺乏经验的父母，可能会误认为是宝宝感冒了。所以，要仔细地鉴别，以免耽误治疗。

（2）腹泻。发热后不久，腹泻就真正地开始了，一天排稀便十几次，甚至二十几次，多是"哗啦"一下，几乎是从肛门中蹿出来的。大便呈水样或蛋花样，无特殊腥味及黏液、脓血。出现这些症状，毫无疑问就是真正的腹泻了。

（3）呕吐。很多时候，腹泻的同时还会伴有呕吐，宝宝频繁呕吐，吃什么吐什么，有时不吃也吐，开始时吐清水样的东西，之后吐黄色的苦水，这也是宝宝腹泻的一大表现。

当心腹泻带来的危害

腹泻是宝宝常犯的毛病，有的宝宝甚至经常上吐下泻，让父母很着急。一旦宝宝发生腹泻，大部分父母会认为是宝宝吃错东西了，或是肚子着凉了。于是，为了止泻，就给宝宝服用止泻药，结果腹泻不见好转还一直迁延不愈。

Tips：母乳营养价值高，易消化吸收，是防止宝宝腹泻的最佳食物。如果不得不进行人工喂养，就要将餐具每天煮沸消毒，每次使用前用开水冲烫，消毒好的餐具要避免污染，可以在餐具上加罩。

其实，这种做法会给宝宝的生长发育带来很大的影响，甚至危害健康。因此，父母必须对腹泻的危害有正确的认识，才能让宝宝更好地成长。

1. 营养流失

细心的父母会发现，宝宝一旦腹泻，体重就会下降。这不仅是因为体内水分大量流失，更与腹泻导致肠道菌群紊乱，使吃进去的食物难以消化吸收，造成营养不良有关。此外，腹泻还会消耗体内储存的营养物质。这是由于在腹泻过程中，本来应该消化吸收的营养物质不能进入机体，而机体内各器官还需照常进行各项生理功能。

2. 营养不良或维生素缺乏

如果宝宝腹泻持续的时间过长，反复多次禁食、长期热量不足，就会引起营养不良和各种维生素缺乏症。消化不良与营养不良可互为因果，往往形成恶性循环，导致不良后果。

3. 脱水或电解质紊乱

宝宝腹泻时，机体不仅不能有效地从食物中吸收水分和电解质，还会以肠液的形式进一步流失。所以，如果不能及时有效地补充水分和电解质，电解质紊乱就会给宝宝带来痛苦，比如，低钾会引起顽固性的腹胀，低钙会引起手足抽搐或惊厥。

4. 肠套叠

肠套叠一般发生于4～10个月的宝宝，发病率会随着年龄的增长而逐渐降低。其发生主要是由于肠蠕动失去正常节律性，肠环肌发生持续性局部痉挛，肠近端剧烈蠕动，将痉挛的肠段推入远端肠腔内。而腹泻及其伴随的病毒感染是引起肠套叠的主要原因，所以，避免腹泻的发生才能减少肠套叠的发生。

5. 智商与身高发育滞后

0~2岁是宝宝神经系统发育的重要时期，肠道功能正常才能保证营养的吸收，但病原体对肠道的反复侵袭，会使宝宝生长发育受到严重威胁。医学调查研究表明，在认知能力方面，2岁以内的宝宝如果反复腹泻，就会导致其在9岁时智商（IQ）分值低于同龄儿童10分，学习能力也落后12个月。可见，宝宝腹泻并非小事，及时治疗才能让宝宝更健康地成长。

健康小知识：宝宝又吐又泻该如何护理？

对吐泻严重的宝宝，可以暂时禁食4~6小时，并及时补充水分及口服补液盐，待吐泻好转后逐步增加饮食。此外，父母还应做好宝宝的臀部护理工作，宝宝大便后应冲洗干净并用干布拭干，保持臀部皮肤干燥，勤换尿布，以免发生红臀。

如何辨别宝宝生理性腹泻与感染性腹泻

宝宝腹泻一旦严重，很容易引起脱水症状。能否及时进行治疗是父母们最关心的问题。不过，在治疗的时候，首先必须对宝宝腹泻属于哪种类型有一定的了解，以便对症施治。

生理性腹泻

纯母乳喂养的宝宝，喂奶后24小时内会排便5～10次，大便松散，有奶块或少量黏液。这种排便次数多的情况一般会持续到出生后2～3个月，然后开始略有减少，每天在4次以上，大便比较稀。如果宝宝没有其他异常情况，大便化验也正常，就是"生理性腹泻"了。

我们知道，婴儿的消化能力是有限的，如果进食总量超出胃肠的承受能力，就很容易引发腹泻。生理性腹泻出现的原因主要与母乳的成分有关，比如对乳糖不耐受，只要随着辅食的添加，宝宝的大便就会变得正常。

另外，还有一些宝宝的生理性腹泻可能是对新食物不适应导致的，比如，进行奶粉的转换或者饮食不当时，胃肠一时间难以适应这种变化而引发腹泻。对此父母不必担心，因为过了这个阶段，宝宝的生理性腹泻自然就会好转。

Tips：由于妈妈们的饮食习惯、健康状况以及个体差异，母乳成分存在很大差别。如今多数孕妇怀孕期间储存了大量的能量，所以母乳含有的营养成分超出了婴儿的需要，这也是导致婴儿出现生理性腹泻的原因之一。

不过，需要注意的是，虽然生理性腹泻对宝宝的生长发育影响不大，但如果长时间迁延不愈也会带来危害。

（1）生理性腹泻的宝宝一般月龄比较小，皮肤比较细嫩，长期腹泻会使肛周红肿、糜烂、破溃、感染，这严重影响宝宝的生活质量和健康，同时也给父母带来极大的烦恼。

（2）生理性腹泻迁延不愈容易导致宝宝过敏性体质的形成。过敏原在体内滞留，可导致严重过敏性疾病的发生，如喘息性支气管炎、哮喘等。

总之，父母对宝宝的生理性腹泻必须给予足够的重视，平时要对宝宝加强臀部护理，及时给宝宝换尿布，每次大便后用温水清洗臀部，再用干布拭干，并用护臀霜涂抹，以保护局部皮肤。

感染性腹泻

除了生理性腹泻之外，宝宝发生腹泻还可能是细菌、病毒或霉菌引起的，这也被称为"感染性腹泻"。患有感染性腹泻的宝宝可伴有呕吐、发热等症状。此外，排出的大便会有异常臭味，且含有黏液或脓血。

Tips: 宝宝腹泻70%为感染性腹泻，感染性腹泻又有80%是由病毒感染引起的，另外20%是由细菌和寄生虫等感染引起的。

不过，不同病原体引起的腹泻，其表现也是存在差异的，父母要认真加以辨别。

（1）致病性大肠杆菌。这种病菌引起的腹泻一年四季都可发生，但最容易在5~8月份发生。发病时多数宝宝不发热，也很少呕吐，腹泻次数不多；一旦严重后，就会出现发热、剧烈呕吐、大便次数频繁、脱水等现象，排出的便便呈蛋花汤样，含有黏液且有腥臭味。

（2）霉菌。霉菌也是引起宝宝感染性腹泻的原因之一，这样的腹泻表现为大便为黄色或绿色，稀薄，多泡沫，有黏液，呈豆腐渣样。通常营养不良、体质弱或者长期服用抗生素的宝宝容易感染霉菌而引发腹泻。

（3）病毒。病毒是引起疾病最常见的因素，多发于8～11月份的小儿秋季腹泻主要就是由轮状病毒引起的。发病的宝宝通常伴有上呼吸道感染，排出的大便为白色米汤样或蛋花汤样，有少量黏液，但没有腥臭味。

了解引发宝宝腹泻的原因，才能更好地采取措施。不过，最好在医生的指导下进行抗生素治疗，同时加强卫生清洁，注意食品及餐具卫生；尽量给予宝宝母乳喂养，减少感染性腹泻的发生。

健康小知识：留取大便样本的注意事项

为了准确知道宝宝腹泻的原因，通过大便样本检测是常用的方法。在留取样本时，一定要将便便存放于塑料瓶或保鲜膜中，而不要放在纸尿裤中，因为便便的水分被纸尿裤吸收后，就会影响检测结果；便便要在1～2小时内送至医院检查，否则容易出现假性结果。

宝宝腹泻应与哪些疾病相鉴别

　　我们知道，腹泻的因素有很多，有些时候宝宝可能并不仅仅是腹泻，或许隐藏着其他疾病。因此，父母一定要学会鉴别与腹泻相关的疾病，以确保及时发现并治疗，减轻腹泻给宝宝带来的危害。

　　由于婴幼儿体质较弱，在生长发育过程中免不了会发生腹泻，如果不及时治疗，对宝宝的健康危害是巨大的。因此，在日常生活中，父母应多注意观察宝宝大便的性状及伴发症状，以便区别于其他疾病。

　　一般来说，宝宝腹泻要和以下疾病相鉴别。

1. 病毒性肠炎

　　病毒性肠炎主要由轮状病毒引起，多发生在8～12月份，易发于2岁以内的宝宝，潜伏期1～3天。发病早期出现呕吐，且合并上呼吸道感染症状，宝宝会出现严重口渴及烦躁，体温高达38～40℃，有明显的腹胀，多呈轻度或中度等渗性或高渗性脱水。病后1～2天即开始排水样便，大便稀薄、色淡，有时呈白色米汤样或清水样，黏液少，有轻微腥臭味。

2. 致病性大肠杆菌肠炎

大肠杆菌肠炎一般多发生于5～7月份，起病比较缓慢，前期宝宝不发热，也很少呕吐，只是轻微腹泻。后期呕吐和低热常与脱水同时出现，多呈等渗性或低渗性脱水。大便多呈蛋花汤样，颜色淡黄，有时黏液较多，偶见血丝，有腥臭味。

3. 出血性肠炎

出血性肠炎也称出血性坏死性肠炎，主要表现为腹泻、腹痛及便血。起病与大肠杆菌引起的腹泻基本相同，每天腹泻数次至十余次，开始为稀黏便，后期出现典型的血水样便或果酱样便，全身症状也明显加重，表现为高热、频繁呕吐、腹胀，甚至会出现抽风、昏迷及休克。

4. 细菌性痢疾

细菌性小儿痢疾是常见的肠道传染病，主要症状有急性发热、腹痛、腹泻、里急后重和排脓血样便等。1岁以内的宝宝发生痢疾的临床表现不明显。不过，某些埃希大肠杆菌等引起的腹泻，很容易被误诊为菌痢。菌痢作为一种传染病，对宝宝的危害比较大，因此，要及早辨别宝宝腹泻的真实情况。

宝宝腹泻的病因复杂，很多时候并不是轻易就能够辨别清楚的。所以，当腹泻发生时，父母要引起足够的重视，根据宝宝的病情严重情况及时就医，以免拖延病情，同时做好护理，让宝宝尽快脱离腹泻的痛苦。

健康小知识：宝宝腹泻与肠炎的辨别

随着医学检测技术的发展，引起腹泻的病原体逐渐被认识。一般来说，分为感染性腹泻和非感染性腹泻两大类。除细菌性痢疾、阿米巴痢疾、霍乱和鼠伤寒的原有固定诊断名称继续延用外，其他的大肠杆菌、空肠弯曲菌等细菌，或轮状病毒、柯萨奇病毒等，以及寄生虫、真菌，还有一些不明原因造成的感染性腹泻，一律称为小儿肠炎。

调整肠道微生态平衡，有效缓解宝宝腹泻

人体不是独立的系统，而是和微生物相互依赖、共生的。人体微生态系统主要包括口腔、胃肠道、泌尿生殖道、皮肤等部分。其中胃肠道微生态系统是最活跃的部分，一旦失衡，很容易导致宝宝腹泻的发生。

调节肠道微生态平衡，有效缓解腹泻

肠道微生态平衡是指肠道中正常微生物群和宿主之间相互依赖和动态生理性平衡的状态。我们知道，新生儿肠道中没有菌群存在，随后才逐渐形成一个稳定的以专性厌氧菌为主的菌群结构，即微生态环境，它是寄生于肠道黏膜表面的大量厌氧菌，如双歧杆菌、乳酸菌等。食物进入肠道后，厌氧菌先把这些食物消

化一半，让胃肠能更好地吸收。

通常，在婴幼儿肠道微生态失衡的时候会让他服用微生态制剂——主要是以双歧杆菌为主的有益活菌制剂，口服后可促进正常菌群恢复，使腹泻停止。活菌进入肠道后迅速繁殖，对肠道黏膜起到屏障和保护作用，有效地防止致病菌的入侵，对婴幼儿感染性和非感染性腹泻都有一定的抑制作用。

Tips: 在服用微生态制剂的同时，轻型腹泻还可口服补液盐，以防止水、电解质的紊乱。需要注意的是，在口服活菌制剂时，切不可使用抗生素药物，以免药性相抵。而且抗生素不仅会杀死致病菌，还会杀死有益菌，因此不要轻易给宝宝使用。

益生菌与肠道健康

说到肠道微生态平衡，就不得不提益生菌。什么是益生菌呢？它是一类能够促进宿主肠内微生物菌群的生态平衡，对宿主健康产生有益作用的活性微生物。益生菌在保护婴幼儿的肠道健康方面，尤其是腹泻的治疗中，起着重要的作用。

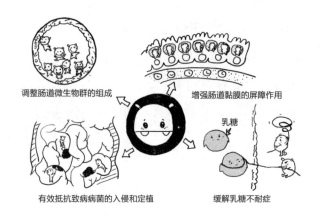

调整肠道微生物群的组成　　　　　　　增强肠道黏膜的屏障作用

乳糖

有效抵抗致病病菌的入侵和定植　　　　缓解乳糖不耐症

（1）调整肠道微生物群的组成。益生菌能增加肠道内双歧杆菌的数量，通过增加肠道内有益菌和粪便中微生物的数量，增加短链脂肪酸，降低pH值，刺激肠道蠕动等手段，改善肠道内的微生态环境，从而达到有益健康的目的。给宝宝喂食含有益生菌的食物后，肠道中双歧杆菌的数量会增多，致病菌和条件致病菌的数量则会减少。

（2）增强肠道黏膜的屏障作用。益生菌是肠道正常菌群中的优势菌群，与肠黏膜紧密结合构成肠道的生物屏障，能够抑制条件致病菌的过度生长，维持肠道的微

Tips: 宝宝的肠道菌群很不稳定，水土不适、更换奶粉、使用抗生素等，都会破坏宝宝的肠道菌群。给宝宝补充益生菌，可恢复肠道菌群的平衡状态，促进营养吸收。

生态平衡。如果宝宝肠道益生菌缺少，易引起腹泻等肠道疾病。

（3）有效抵抗致病菌的入侵和定植。当肠道中"居住"了足量的有益菌时，有害菌就没有地方"定居"。益生菌产生的醋酸和乳酸增强了肠道的酸度，进一步阻止了不良菌的生长。这些有益菌有助于氮素的保留，保证宝宝正常的体重，还能产生重要的B族维生素及抵御病菌的免疫球蛋白A。

（4）缓解乳糖不耐症。喂养不耐受是由新生儿胃肠道功能紊乱导致的不耐受肠内营养的一类症状，乳糖不耐受就是其中之一。而益生菌产生的β-半乳糖苷酶可在肠道中保持酶活力，促进乳糖分解，补充宿主在消化酶上的不足，有利于宿主对乳糖的消化吸收，可有效缓解因乳糖不耐症引起的腹泻。

健康小知识：益生菌对人体的益处

如果人体缺乏益生菌，肠道菌群的种类、数量、比例就会发生异常变化，造成肠道菌群失调，有害菌大量繁殖，引起肠炎、腹泻、免疫力下降、营养不良等病症；同时有害菌还会分解食物残渣产生吲哚、硫化氢、亚硝胺等有害物质。这些物质长期积聚可能引发组织器官的病理性损伤或诱发癌变。

炒焦茶：治疗宝宝腹泻的秘方

对很多小疾小病，一些特殊的民间秘方效果显著。其实，针对宝宝腹泻也有一些有效的秘方，比如，炒焦茶对缓解腹泻就有很好的效果。

民间有很多独特的治病方法，用"炒焦茶"来治疗宝宝腹泻就是一个很常用的秘方，其主要由绿茶、大米、生姜和食盐制成。

"炒焦茶"虽然成分比较简单，只有几味食材，但其治疗腹泻的效果还是比较

Tips：风寒、脾肾阳虚引起的腹泻，可将盐炒热或用微波炉加热，再用纱布将热盐包好，放在宝宝肚脐上热敷，每天2~3次，每次10~15分钟。不过要注意温度适中，以免烫伤宝宝娇嫩的皮肤。

明显的。

（1）绿茶富含鞣酸，有收敛止泻及消食的作用，并有抗菌活性，内含咖啡因、茶碱、可可碱、黄嘌呤等生物碱，是一种优良的碱性饮料，可以防止因腹泻而导致的脱水和酸中毒。

（2）据《食鉴本草》记载，大米有健脾止泻的作用，能"补脾、益五脏、壮气力、止痢"。

（3）生姜有抗菌活性，能驱散风寒，并有健脾止泻作用。

（4）食盐可以维持体内水分的正常分布，并能补充因腹泻而丢失的电解质。

这几味食材综合起来制成的"炒焦茶"，对治疗婴幼儿腹泻具有良好的效果。

健康小知识：宝宝发热不宜喝茶

发热的宝宝本身的心跳频率及血压就比平时高，如果饮茶，茶碱会使体温更快上升。另外，鞣酸有收敛的作用，会直接影响汗液的排出。体内的热量得不到宣泄，体温就会更高。

科学喂养，减轻宝宝腹泻的痛苦

　　有句老话叫"病家怕抽，医家怕泻"，说的是父母怕孩子抽风，医生怕孩子腹泻。对宝宝的腹泻，父母也很烦恼。科学喂养是有效缓解宝宝腹泻的重要方法，因此，父母必须注重对宝宝饮食的调理。

　　进食不当、吸收不良、牛奶过敏等都有可能引起宝宝腹泻。可见，饮食与宝宝的腹泻有着密切的关系。宝宝腹泻时什么该吃什么不该吃，恐怕是父母们最关心的问题了。那么，到底该怎样喂养才有利于缓解腹泻呢？可以从以下几点做起。

　　1. **饮食适当减量**

　　腹泻期间，母乳喂养的宝宝要减少奶量，而且妈妈要忌口，不可吃辛辣、油腻食品；吃辅食的宝宝要以面汤、米汤为主，还可以喝煮的苹果水或吃蒸苹果，能起到止泻的作用；对人工喂养的宝宝，可把奶粉换成适合腹泻期的不添加乳糖的豆奶粉。

2. 及时补充水分

腹泻时，宝宝一开始会出现轻度脱水的状况。因此，护理的重点是先为宝宝补充身体丢失的水分。一般来说，可以通过以下几种方式来补充。

Tips：腹泻时，建议给宝宝喝一些苹果汁、放掉气的可乐（适用于3岁以上的宝宝）或是米汤。这些液体均含有丰富的电解质，可有效预防因腹泻引起的脱水。

糖盐水：在500ml的开水中加入葡萄糖10g、食盐2～5g。按20～40ml/kg体重的比例，在4小时内服完，剩下的随时服用。

盐米汤或盐稀饭：米汤500ml加食盐2g，让宝宝饮用；如果宝宝的消化功能尚好，也可以喂一些盐稀饭。

3. 保持饮食清淡

宝宝腹泻期间，很多父母担心营养流失，认为应该多补充营养。其实，这种想法是错误的，这个阶段宝宝的肠胃功能还没有完全恢复，过于盲目地补充营养，会使胃肠负担加重，极易导致腹泻反复。因此,饮食要以清淡为主,给宝宝的胃肠一个恢复期。

4. 不宜盲目禁食

宝宝一旦腹泻,一些父母就会控制饮食,生怕一不留神加重病情。其实,这是大可不必的。在腹泻过程中,宝宝可以吃含膳食纤维较少的食物,比如藕粉、蒸苹果等;或是喝脱脂酸奶及撇去浮油的鸡汤等。

母乳喂养的孩子,只吃前面1/2或2/3的乳汁,因为后半部分的乳汁主要含脂肪,吃了不易消化;如果宝宝喝牛奶,最好选脱脂牛奶。

健康小知识:宝宝腹泻期间要注意卫生

在宝宝腹泻期间,对小月龄的宝宝应尽可能母乳喂养,对人工喂养的宝宝要注意给他的餐具消毒;对大月龄的宝宝要引导其养成饭前便后洗手的好习惯,不喂隔夜或不新鲜的食物,对餐具和玩具都要经常进行消毒。同时要注意多锻炼,增强免疫力。

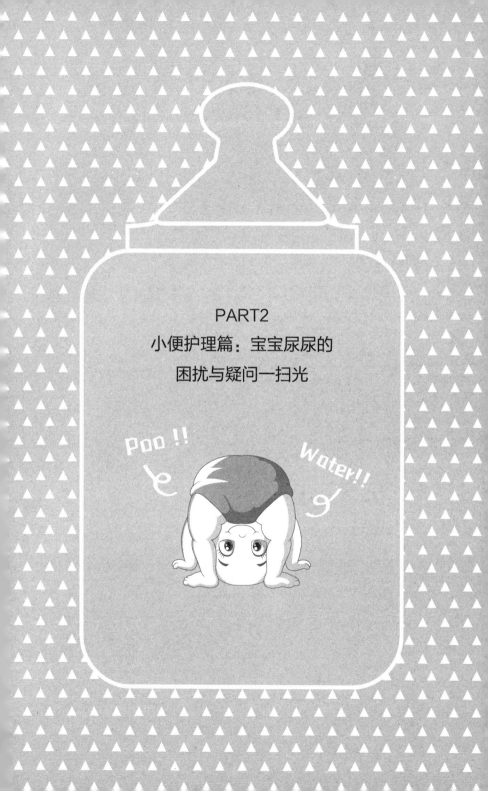

PART2

小便护理篇：宝宝尿尿的
困扰与疑问一扫光

Poo !!

Water!!

第四章
宝宝尿液的产生及其特点

宝宝泌尿系统有什么不一样

父母常常来不及把尿就尿了，为什么宝宝尿尿总是来得这么随意和突然呢？其实，这都是因为宝宝的泌尿系统和成人不一样。那么，宝宝的泌尿系统有什么特点呢？

宝宝泌尿系统器官的特点

泌尿系统是人体将各种不为机体所利用或者有害的物质向体外输送的组织，它由一系列器官组成。婴幼儿的泌尿系统尚处于发育状态，有着自己的特点。

（1）肾脏。宝宝年龄越小，肾脏与身体的比重越高，新生儿两肾重量约为体重的1/125，而成人两肾重量约为体重的1/220。婴儿肾脏位置较低，其下极可低至髂嵴以下第4腰椎水平，2岁以后才开始达到髂嵴以上，且右肾位置稍低于左肾。婴儿肾脏表面呈分叶状，至2～4岁时，分叶完全消失。

（2）膀胱。婴儿的膀胱位置比年长儿的高，尿液充盈时，膀胱顶部常在耻骨联合之上，顶入腹腔而容易触到，随着年龄的增长逐渐下降至盆腔内。

（3）输尿管。婴幼儿输尿管长而弯曲，管壁肌肉和弹力纤维发育不良，容易受压及扭曲而导致梗阻，易发生尿潴留而诱发感染。

（4）尿道。新生女婴尿道长仅1cm，且外口暴露而又接近肛门，容易受到细菌的污染；男婴尿道则相对较长，但常有包茎，尿垢积聚时也易引起上行性细菌感染。

宝宝排尿及尿液特点

婴幼儿身体各方面的器官都还处于发育状态，所以，排尿有着与成人不一样的规律和特点，比如，排尿次数、排尿控制、排尿量都与成人有着较大的差别。

（1）排尿次数。大多数新生儿在出生后24小时内会有排尿；出生后的前一两天，由于饮食摄入量少，每日排尿仅4～5次；1周之后，宝宝新陈代谢开始旺盛，进水量也增多，但是由于膀胱容量小，所以每天排尿次数突增至20～25次；1周岁时降为每天15～

16次，3周岁时再次降为每天10次。

（2）排尿控制。正常排尿机制在婴儿期由脊髓反射完成，以后建立脑干——大脑皮质控制，直到3岁时才能控制排尿。在1.5～3岁，婴幼儿主要通过尿道外括约肌和会阴肌控制排尿，如果3岁后仍保持这种排尿机制，不能控制膀胱逼尿肌收缩，则会出现不稳定膀胱，表现为白天尿频尿急，偶然尿失禁和夜间遗尿。

（3）排尿量。婴幼儿尿量个体与个体间差异较大，新生儿出生后48小时正常尿量一般为每小时1～3ml/kg，平均尿量为0～80ml/d，3～10天内为30～300ml/d，2～10个月内为120～450ml/d，6个月至1岁为400～500ml/d，1～3岁为500～600ml/d。

健康小知识：做好屁屁的清洁护理很重要

父母必须认真做好宝宝的会阴护理，每次大便后应清理臀部，尿布要常清洗，宝宝所用毛巾及盆应与成人分开，不要过早穿开裆裤等。在儿童期应加强教育，让孩子注意会阴卫生，如每天洗臀部，勤换内裤，不用洗脚后的水洗臀部，等等。

肾脏：宝宝尿液的"生成工厂"

肾脏不仅是生产尿液的中心，而且还是维持体内环境稳定的重要器官，能够有效地调节婴幼儿体内水、电解质以及酸碱平衡。因此，要想弄清楚宝宝的排尿问题，就应该对尿液的形成有所了解。

我们知道，肾脏是生成尿液的器官。当我们进食液体食物之后，其经过胃肠道吸收进入血液，通过血液循环，再经过肾脏处理后形成尿液并排出体外。可见，尿液直接来源于血液。

一般来说，正常成人两侧肾脏的血流量为1000～1200ml/min。其中，血浆流量为600～700ml/min，这说明肾小球的滤过液大部分会被肾小管重吸收。因此，我们把肾小球的滤过液称作"原尿"，而经过膀胱排出的尿称为"终尿"。尿液的生成主要经过以下三个过程。

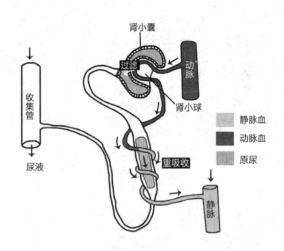

肾小囊

过滤

动脉

肾小球

收集管

尿液

重吸收

静脉

静脉血

动脉血

原尿

（1）肾小球的滤过。血液流经肾小球时，血浆中的水分、电解质和小分子有机物等从肾小球滤过，而形成肾小球滤过液，即原尿。原尿中除含极少量蛋白质外，其余各种成分的浓度、

Tips：蛋白质的代谢产物——氨，一部分由肾脏排出。婴幼儿排泄氨的功能直到2岁时才能达到成人水平。所以，婴幼儿蛋白质的摄入应注意适量，否则其代谢产物不能及时排出，会对机体产生不利影响，同时加重肾脏负担。

渗透压和酸碱度都与血浆接近。

（2）肾小管的重吸收。当原尿流经肾小管和集合管时，其中的水分和各种溶质全部或部分透过肾小管上皮细胞，重新进入周围毛细血管血液中。原尿中的大部分水和电解质及部分尿素、尿酸等都在该阶段被重吸收。

（3）肾小管和集合管的分泌。尿液中有相当一部分物质是由肾小管和集合管上皮细胞将它们周围毛细血管血液中的一些成分，以及这些细胞本身产生的一些物质分泌或排泄到管腔中，最后流向集合管远端形成终尿。

尿量和成分之所以能维持在正常状态，与上面三个过程有着密切关系。如果肾小球的通透性增加，肾小管的重吸收作用减弱，或是肾小管的排泄与分泌功能失常，就会直接导致尿量和尿液成分的改变。

健康小知识：宝宝尿液的浓缩与稀释功能

婴幼儿尿液的稀释能力与成人接近，但浓缩功能差距较大。排泄出相同数量的溶质，婴幼儿所需的水量要比成人多。因此，每天要保证宝宝有充足的水分供应，以满足机体代谢的需要。

膀胱：宝宝尿液的"储存仓库"

膀胱是储存尿液的囊状器官，其大小、形状、位置和壁的厚度会随尿液充盈的程度而有所变化。婴幼儿的膀胱较小，且尚在发育中，因此在排尿问题上与成人大不一样，下面就来认识一下尿液的"储存仓库"。

膀胱的形态

膀胱长得像什么呢？可能很多人对此并没有概念。其实，膀胱的形状会随着尿量的多少而发生变化。一般来说，它在空虚状态下呈锥形，可以分为膀胱尖、膀胱底和膀胱体三个部分。

膀胱尖细小，朝向前上方；膀胱底近似三角形，朝向后下方，输尿管在膀胱底的上外侧角穿入膀胱壁；膀胱尖与底之间的部分，称膀胱体。膀胱各部分之间没有明显的界线，当膀胱充盈时则呈卵圆形。

膀胱的排尿过程

膀胱储存了大量的尿液后，又是怎样进行排尿的呢？

膀胱要顺利地排尿，离不开逼尿肌、输尿管、内括约肌和外括约肌的相互协作。而且膀胱有强大的肌肉组织，储尿时能随着尿量的增多而膨胀，排尿时则收缩，尿液通过输尿管排出体外。不过，只有内外括约肌同时放松的时候尿液才能排出体外。

Tips：婴幼儿自主性排尿功能是随着神经系统的发育才逐步完善起来的。出生后最初几个月内的排尿纯属反射性的，只有在膀胱充盈后才可引起反射性排尿。一般到5~6个月大时，条件反射才逐渐形成。1.5~2周岁后，宝宝才能真正地控制尿意和自主排尿。

一般而言，内括约肌位于膀胱的颈部，不受意识控制；外括约肌与耻尾肌相连，受意识控制。通过挤压耻尾肌使内括约肌收缩，可以拦住已经通过内括约肌的尿液，这时如果放松括约肌，就可以顺利排出尿液。

可见，排尿的过程包括两个同步的过程：一是膀胱收缩，二是内外括约肌同时放松。而这两个过程又受到交感神经的影响。

也就是说，逼尿肌受到膨胀刺激时，会发生阵发性收缩。膨胀刺激的冲动对平滑肌加强以后，排尿感觉由副交感神经感觉纤维反映到脊髓反射弧，再由薄神经束传导到大脑中枢，随后高级排尿中心将运动冲动由降皮质调节束，通过盆神经、副交感神经输出纤维，传到膀胱，使膀胱逼尿肌收缩。婴幼儿的交感神经尚未发育成熟，所以不能很好地控制排尿。

健康小知识：宝宝的排尿情况往往可以反映健康状况

如果宝宝刚排出的新鲜尿是混浊的，就要考虑可能患有急性泌尿系统感染等；如果刚排出的新鲜尿即有异常气味，则提示宝宝可能存在一定的健康问题。此外，宝宝在没有受到惊吓时开始排尿是难以中断的，如果尿流断断续续，或排尿时出现疼痛、哭闹等情况，最好及时带他到医院进行检查。

尿急憋不住，是泌尿器官未发育成熟吗

"我的宝宝已经2岁了，总是被尿憋急了才去厕所，经常尿湿裤子。每次都跟她说有尿要提前上厕所，但就是没用，难道这是宝宝的泌尿器官未发育成熟导致的吗？"一位妈妈疑惑地询问。

宝宝尿急憋不住是有原因的

很多时候，我们会发现宝宝一喊有尿，还来不及做准备就已经尿出来了。在不了解原因的情况下，很多父母担心这是宝宝排尿出现了问题，于是开始寻医问药。其实，这可能并不是什么大问题，只是宝宝自己憋尿的结果。

一般来说，婴幼儿对周围的世界充满了好奇心，外界的一切总是吸引着他们，因此他们把全部的注意力都放在了感兴趣的事物上，却把排尿排便丢在了一边。直到尿意强烈憋不住时，才想起要尿尿，但由于无法很好地控制尿意，所以才会尿湿裤子。

必须纠正宝宝憋尿的坏习惯

排尿是将身体中产生的废物排出体外的一个过程。身体组织在代谢过程中所产生的废物由血液运送到肾脏，再经过肾脏处理变成尿液，通过膀胱和输尿管排出体外。可见，泌尿系统在保持身体内环境的恒定方面起着重要的作用。

在日常生活中，有的婴幼儿因为下腹疼痛而哭闹不停，常常令父母担忧。但经过把尿后，宝宝的腹痛很快就消失了。原来，这与宝宝没有及时排尿有一定的关系。因此可以看出，宝宝憋尿对其生长发育是十分不利的。

一般来说，具体可以表现在以下几个方面。

（1）排尿是受中枢神经系统控制的条件反射，憋尿会让宝宝坐立不安，精神容易紧张，注意力分散，思维紊乱，从而影响宝宝的活动。此外，憋

Tips：一般来说，宝宝憋尿会有一些表现，比如，当宝宝精神紧张、坐立不安、夹紧或抖动双腿时，就要赶快问宝宝是不是想排尿了，如果确实是憋尿，就要马上带宝宝去厕所。

尿时宝宝的胃肠功能和交感神经会发生暂时性紊乱，使血压升高。

（2）尿液中含有大量的有毒物质，如果停留时间过长，就会被肾小管重新吸收。憋尿使得排尿次数减少，清除作用也会减弱，从而导致细菌快速繁殖。

（3）憋尿时间过长，末梢神经会出现麻痹，减弱排尿感。这会给宝宝的健康带来很大的危害。

（4）宝宝经常憋尿，会使得膀胱内括约肌和逼尿肌处于紧张状态。如果膀胱充盈过度，在外力作用下，就有导致膀胱破裂的危险。

可见，纠正宝宝憋尿的习惯势在必行。无论宝宝玩得有多高兴，都要根据时间及时提醒宝宝尿尿。可以对宝宝说，"等你尿尿回来，让你玩一个更好玩的游戏"。如此经过一段时间训练，宝宝就会逐渐养成按时排尿的好习惯。

健康小知识：宝宝憋尿可能是畸形因素导致的吗？

如果父母发现宝宝经常憋尿而得不到改变，那么就要引起注意了，最好带宝宝去医院检查，看看宝宝的生殖功能是否发生了畸形，因为有些宝宝憋尿的原因跟生殖功能发生畸形有关，在无法纠正宝宝憋尿行为的时候就应该考虑这一因素。

不同年龄宝宝的正常尿量有差别

"我家宝宝的尿量特别大，尿一次就得赶紧换尿布。""我家宝宝还好，通常可以半天换一次。"很多父母对宝宝的尿量比较关注，其实，不同年龄段，甚至是同龄的宝宝，正常尿量也是不同的。

如今，年轻父母们为了便捷，大多给宝宝使用纸尿裤。正因为这一点，父母们对宝宝的排尿量到底多还是少往往难以准确地知道，只是在护理的时候有个大概的了解。

其实，查看宝宝的排尿量有一个很好的方法：将宝宝尿过一次的纸尿裤放在电子秤上称出重量，然后将一块新的纸尿裤放在电子秤上，用量杯装些水，缓慢地倒入纸尿裤中，待电子秤显示的数字与之前吻合时停止，看看量杯的刻度，就大概知道宝宝的尿量了。

不过，宝宝的尿量到底多少是正常的，这很难有一个准确的数据。因为宝宝的尿量不仅存在个体差异，而且与饮水量、气温、饮食、活动量等有关。一般来说，不同年龄的宝宝每天排尿次数和排尿量可参考以下表格。

年龄	每天排尿次数	每天排尿量
0~2天	4~5次	0~80ml
3~10天	20~25次	30~300ml
10天至2个月	20~25次	120~450ml
2~6个月	15~20次	200~450ml
6个月至1岁	15~16次	400~500ml
1~3岁	10次	500~600ml

只要宝宝的排尿次数和排尿量在常规范围内，就不必担心。如果宝宝排尿明显减少了，父母们就要注意观察宝宝是否有发热、腹泻及多汗现象。一旦出现这些症状，要给宝宝多补充水分以保证体液的平衡。如果同时还伴有其他不适症状，最好带宝宝去医院就诊。

一般来说，喂养方式也影响宝宝排尿的次数和量。比如，母乳喂养的宝宝尿量会多一些，尿量太少也可能是喂养不足造成的。但不管怎么说，只要宝宝健康、生长发育正常，尿多尿少不是特别明显，就都属于正常现象。

健康小知识：情绪紧张会导致宝宝排尿异常吗？

有的婴幼儿会由于情绪紧张而引发尿频、尿急（排尿次数增加而尿量不增加），大约每15分钟一次，没有尿痛和尿失禁，如果出现这种症状，父母不必担心，因为只要宝宝情绪缓和下来，尿频、尿急也就自愈了。

第五章
宝宝尿液异常的正确辨别与护理

如何判断宝宝的尿液是否正常

宝宝3岁了还尿床,父母该如何纠正

为什么宝宝的尿量会突然增多或减少

宝宝尿液很黄是上火了吗

出现乳白色尿,宝宝是不是生病了

宝宝的尿液气味儿重怎么办

做合格的父母,从学会换尿布开始

正确引导宝宝进行排尿训练

如何判断宝宝的尿液是否正常

年幼的宝宝无法用语言准确地表达身体上的不适，怎么办呢？其实，只要看宝宝吃得如何以及排泄如何便可知晓。因此，宝宝是否健康，就可以通过观察宝宝的尿液是否正常来判断。

正常情况下，婴幼儿的尿液无色、无味，是透明或浅黄色的，而且在空气中存放一会儿后，一般会有沉淀物出现。在日常生活中，很多父母会发现宝宝的尿液经常发生变化，不是多了就是少了，或是颜色深了、浅了。那么，如何判断宝宝的尿液是否正常呢？我们可以通过以下两个方面来判断。

1. 排尿的次数

前面我们已经讲了，不同年龄阶段，宝宝的排尿量是不同的。但依旧有很多父母担心宝宝排尿次数过多或者过少是非健康的表现。其实，这种担心也是可以理解的，因为有些疾病确实会反映在排尿的次数上。

比如，宝宝患有泌尿系统感染疾病时，一般会使排尿次数增加；如果患肾炎、心力衰竭、水肿等疾病，排尿次数则会减少；如果每天排尿量少于50ml，则可能是肾功能衰竭的表现。由此可见，当宝宝排尿次数明显增多或减少时，父母就该引起注意了。

2. 尿液的颜色

宝宝尿液的颜色会受到饮水、出汗等的影响。比如，大量饮水且出汗少时，不仅尿量增多，颜色也比较浅；饮水不足且出汗多时，尿量就少，颜色也深。

另外，宝宝尿液的颜色还存在早晚的差别，早晨第一次尿液的颜色会比较深一些，之后的尿液颜色则会浅一些。虽然宝宝尿液颜色的细小变化大多是正常的，但很多时候这也是某些疾病的表现。

例如，宝宝患有新生儿黄疸，尿液的颜色会呈浓茶色；服用维生素B_2，尿液会呈橘黄色；患有尿道炎，尿液会显得很浑浊，因为尿液中含有大量的脓细胞和白细胞；患有泌尿系统感染，尿液中会带血；等等。出现以上这些表现时父母们应该有针对性地辨别。

通常来说，观察尿液的颜色可以判断宝宝的健康状况，其实，还有一个方法也能够知晓宝宝的健康状况，那就是观察宝宝的自主排尿能力。正常情况下，宝宝在3岁时能够控制排尿，如果这个阶段的宝宝还是不能自主排尿，就说明宝宝的健康存在一定的问题。

宝宝3岁了还尿床，父母该如何纠正

两三岁的宝宝，已经不适合穿着纸尿裤睡觉了。可是，面对宝宝在床单上"画"下的片片"地图"，父母经常很无奈。那么，怎样对待宝宝尿床才不会伤害宝宝稚嫩的心灵，且不会造成尿床情况的恶性循环呢？

别不把尿床当回事

医学表明，宝宝如果3岁以后还经常尿床，就有可能患"遗尿症"，这会对宝宝的身心健康造成严重的影响。

（1）降低免疫力。经常尿床的宝宝一般免疫力低下，容易患感冒，平日里挑食、厌食，消化功能差，从而导致营养不良。

（2）引起感染。宝宝频繁尿床，如果裤子和床单更换不及时，则极易引起外阴炎、尿路感染等疾病。

（3）造成心理阴影。尿床不仅影响宝宝的身体健康，还会对他们幼小的心灵产生影响，造成其缺乏自信心、处世能力差、胆小、孤僻、好发脾气等。

（4）影响智商发育。有研究证明，经常尿床的宝宝智商比正常宝宝低17%～23%，主要表现在注意力不集中、大脑神经发育滞后与精细动作不协调等方面。

从这些方面可以得知，尿床对宝宝的危害是多方面的。父母们可不要再忽视宝宝尿床的行为了，及时采取措施改变宝宝的这一症状势在必行。

宝宝尿床有原因

尿床不但严重危害宝宝的健康，而且会给护理带来麻烦。那么，究竟是什么原因让宝宝尿床的呢？其中的因素较多，可以从以下几个方面来分析。

Tips：宝宝尿床期间，在饮食上要多加注意，可以给宝宝多吃一些健脾补肾的粥膳，如山药、薏米粥等。此外，还要注意不要让宝宝吃太冷、太热或过咸的食物。

（1）父母的因素。宝宝的排尿规律有一个形成的过程，如果父母在宝宝小时候没有进行把尿训练，用纸尿裤时间太长，或者夜里不叫醒宝宝尿尿，宝宝就不能形成良好的控制排尿的习惯，从而出现尿床的情况。

（2）发育迟缓。有些宝宝大脑唤醒中枢发育延缓，导致控制排尿的抗利尿激素夜间分泌减少，使得尿量增多，但膀胱容量有限，因此易出现遗尿。

（3）疾病因素。如果宝宝患有蛲虫病、膀胱炎、尿道炎、外阴炎等，就会导致尿床，不过所占比例较小；而如果宝宝大脑皮质下中枢功能失调，则更易引起尿床。

（4）睡眠过深。尿床基本都是在熟睡中发生的，这时即便有尿意也很难唤醒。所以，注意不要让宝宝白天无节制地玩游戏、过度活动等，以免夜间睡眠过深而失去排尿警觉。

（5）精神因素。精神紧张或受到刺激也会导致尿床，这种尿床经常是间歇或暂时性的，宝宝精神恢复后尿床现象自然消失。

宝宝尿床是一件非常令父母头疼的事，护理起来比较麻烦。积极查找宝宝尿床的原因是非常必要的，找准原因给予对症治疗，才能让宝宝尽早脱离尿床的困扰。

正确对待尿床的宝宝

3岁的乐乐是家里出了名的"淘气包"，每天晚上都不愿意上床睡觉，而且睡前也不愿意排小便，总是在夜里尿床。对此，乐乐妈妈很无奈。

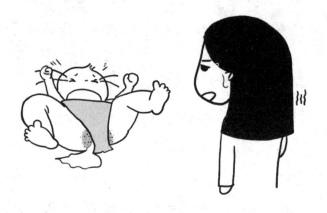

那么，乐乐妈妈应该怎么做呢？

首先，乐乐妈妈可以非常严肃地对乐乐说："乐乐，妈妈提醒过你，睡觉前要小便，夜里才不会尿床啊！"让乐乐认识到培养良好习惯的重要性。

其次，为了缓解乐乐的心理压力，妈妈可以接着说："不过，乐乐是个好孩子，以后一定会改掉这个坏毛病的，让我们从今晚开始吧！"

通常来讲，以下方式值得父母们借鉴。

（1）建立规律的作息时间。给宝宝制作一个规律的作息时间表。白天不要让宝宝玩耍过度，以免宝宝过于疲劳；中午安排1～2小时的午睡；睡前不要让宝宝长时间玩游戏，以免他过于兴奋而难以入睡。

（2）注意控制水分摄入。白天可以让宝宝多喝些水，晚餐后就要让他尽量少饮水；晚餐宜少喝粥和汤，少吃甜食，少喝高蛋白饮料，以免宝宝口渴而多喝水。

（3）培养夜间起床排尿的习惯。宝宝夜间尿床多在固定时间，可以在他经常尿床的前30分钟左右叫醒他起来排尿。不过需要注意不要让宝宝着凉。

宝宝在成长的过程中，会遇到各种各样的问题。尿床不是宝宝能够控制的，父母不能置之不理，也不能强制管理，而是要善于采取策略，讲道理、讲方法，如此才能培养宝宝良好的生活习惯。

健康小知识：如何加深宝宝对尿床的记忆？

宝宝尿湿后不仅要及时更换被褥，以免宝宝着凉而感冒，还要试着让宝宝帮助清洗尿湿的被褥，这是很不错的方法，能够让宝宝加深记忆。或许通过这样的互动，宝宝更愿意配合父母培养及时排尿的好习惯。

为什么宝宝的尿量会突然增多或减少

"我家宝宝尿尿的次数突然变得比以前多了。""我家宝宝突然不爱尿尿了。"很多妈妈对宝宝尿量突然增多或减少都很担心，非常想知道这究竟是什么原因造成的。

为什么宝宝的尿量会突然增多

一般来说，如果宝宝的尿量突然增多，且超过了所在年龄段的正常标准，就可以认为是尿多。具体可以通过收集宝宝24小时的尿量来推断。医学上通常认为，如果24小时内宝宝的尿量超过300ml，且持续多日，就可以确定是宝宝多尿了。

那么，为什么宝宝会突然出现尿量增多呢？

1. 饮水过多

如果宝宝饮水过多，排尿的量自然就大。正常情况下，婴幼儿每千克体重需水量为：0～1岁，120～160ml；1～2岁，120～150ml；2～3岁，110～140ml。

另外，如果天气热或宝宝活动量大，饮水量也可以适量增加。

> Tips：不要因为宝宝尿频就让他少喝水，如果是尿道感染引起的尿频，护理期间则更要让他多喝水，而且这种尿频还会伴随体温升高、食欲减退、呕吐等现象，父母要注意让宝宝休息好，并且在医生的指导下喂服药物。

2. 肾脏储水能力受到损伤

肾脏储水能力受到损伤也会引起宝宝尿量增多，而肾脏储水的能力和其他脏器的功能又有密切的联系，常见的以多尿为主要表现的疾病有垂体性尿崩症、肾性尿崩症等。这些疾病会让宝宝出现多饮、多尿的症状。

另外，宝宝在发热性疾病的恢复期，也会出现短暂性的多尿，或是服用了某些利尿药以后造成尿量增多，停药后多尿现象自然会消失；某些电解质发生紊乱，如血钾过低、血钙过高时，尿量也会增多。

当心宝宝尿量突然减少

除了尿量突然增多的情况，有些父母会发现宝宝的尿量突然就减少了，甚至晚上用的纸尿裤第二天还是干的。为什么宝宝白天饮水、出汗都正常，而且能吃能玩，可是尿量就突然减少了呢，是不是宝宝生病了呢？

其实，宝宝尿量减少大多数情况下并不是因为疾病，其原因主要有以下几个方面。

（1）环境因素。室内温度过高，湿度不够，或宝宝衣服穿得过多，被子盖得太厚，以至于宝宝大量出汗，导致水分的流失，排尿自然就减少了。

（2）水分缺失。很多时候，尤其是天气炎热时，宝宝会出现排尿次数减少且每次尿量也不多、嘴唇还发干的现象，这很可能是因为宝宝缺水了。只要注意补充水分，尿量就会增加。如果是母乳喂养的宝宝短时间内的尿量突然减少，则可能与吃奶量减少有关。

（3）病理性因素。当宝宝发生严重腹泻和剧烈呕吐而导致脱水时，尿量也会减少；当宝宝患有肾脏疾病，比如急性肾小球肾炎时，同样会出现少尿的现象。

宝宝尿量减少，当排除环境因素和水分缺失因素还得不到改善，或是找不到宝宝尿量减少的原因时，就要考虑是不是存在疾病因素了。最好及时带宝宝去医院进行诊断，以尽快治疗。

健康小知识：偏方对宝宝多尿有效吗？

偏方是食疗的一种，从中医角度来说，宝宝多尿是体质虚弱、肾气不固、膀胱约束无能、其化不宣导致的。因此，父母可以通过饮食调理帮助宝宝缓解多尿症状。比如，可以让宝宝适当多吃糯米、山药、桂圆等温补的食物。

宝宝尿液很黄是上火了吗

"我的宝宝3个月大了，有一次抱着宝宝尿尿，无意间注意到宝宝尿液的颜色很黄，闻着没什么气味。这是不是意味着上火了呀！"不少父母根据平时的经验，面对宝宝尿黄的症状首先想到的就是上火。

宝宝尿液很黄的原因

很多缺乏护理常识的父母，很容易听信老一辈的话，认为宝宝尿液发黄就是上火了，只要多给喝些水就能缓解。但有时候，即便宝宝喝了足量的水，尿液还是很黄。可见，尿液黄就是上火并不一定是正确的。

一般来说，宝宝尿液很黄可能是以下几个原因。

（1）身体自然排毒现象。人体各种新陈代谢活动的进行，都需要消耗大量的能量，而人体内部细胞会分泌出各种已利用完全且无法再利用的能量废渣，它们经肾腺尿道进入膀胱，使得尿液变黄。

（2）尿酸、尿素浓度高。我们知道，尿液中含有一定量的尿酸、尿素等物质，这些物质本身就带有颜色，只不过在尿液中存在的量非常小，浓度低，所以看起来颜色很淡。一旦这些物质浓度达到一定比例，尿液就会变得很黄。

（3）与出汗、饮食有关。宝宝出汗多，使得尿液中的水分减少而呈黄色；或是摄入偏酸性食物、饮水量不足时，尿色也会变深。不过，这种现象引起的尿色变化是短暂的，会随着排汗和饮食的正常得到改变，因此无须过于担心。

（4）疾病因素。新生儿黄疸，如ABO溶血、Rh溶血、先天胆道闭锁等症也会引起尿黄；患有急性肝炎的宝宝尿液则呈现深黄、酱油或者浓茶色。

Tips: 通常情况下，在没有进食维生素等的前提下，宝宝的尿液是无色透明的，这说明水分的摄入足够；如果尿液为黄色，且不是晨尿，也排除服用B族维生素的情况，就应考虑给宝宝补充一定量的水。

此外，泌尿器官化脓会

让宝宝排出黄色混浊的脓尿。所以，当您发现宝宝尿液发黄时，不要轻易做出判断，即认为宝宝上火了，而是要了解真正的原因并采取有针对性的处理措施。

尿黄不能盲目多喝水

排尿出现异常的宝宝每天要补充多少水，常常令父母很困惑。这是因为宝宝主要以液体食物为主，是否需要额外补充水分，与尿液偏少或色黄存在一定的关系。有的父母一见到尿少或色黄的症状就认为要多给宝宝喝水。

其实，该不该给宝宝补充水分，要根据具体情况而定，不能仅仅根据尿少或色黄来做出决定。除此之外，还与宝宝的进食量、天气等因素有关。

一般来说，母乳喂养的宝宝大多是不缺水的，因为母乳中的水分足以满足宝宝生理上对水的需要，不用常规补水。

人工喂养的宝宝就需要注意水分的补充了，尤其是活动量大的宝宝，他们极易缺失水分，可按照每天每千克体重30～50ml来补充。

值得注意的是，有些宝宝在生病期间，常常表现出尿黄、尿少且汗多的症状。这个时候喝水虽然不一定能改善尿黄现象，但还是建议让宝宝多喝水，以加快新陈代谢，帮助疾病恢复。不过，过量地喝水会增加宝宝肾脏负担，所以千万不要强迫宝宝喝水。

健康小知识：新生宝宝尿黄的护理

新生宝宝尿黄大多是因为生理性黄疸，因为血液中的胆红素水平高，又通过尿排出体外，于是尿液就呈现黄色了。生理性黄疸一般不需要治疗，只要注意新生宝宝的保暖，供给足够的水分和热量，使其及早排出胎便，减少胆红素的肠肝循环，就可以减轻生理性黄疸的程度。

出现乳白色尿，宝宝是不是生病了

"我的宝宝今年3岁了，经常看见他排出的尿液非常浑浊，有时像米一样，这种情况时有时无。平时孩子的身体状况也没有什么异常，这种尿液浑浊是因为生病了吗？"一位妈妈担心地说。

宝宝为什么会排乳白色尿

在日常护理中，父母们经常会因为发现宝宝的尿液突然变得非常浑浊且呈乳白色而担心。那么，宝宝出现乳白色尿是不是正常的情况呢？我们来看下面这个例子。

一天早上，妍妍妈妈像往常一样，7点准时叫醒妍妍。妍妍上过厕所后，妈妈正要冲马桶，结果目光掠过，只见马桶里的尿液非常混浊，就像平时淘过米的水似的。这可把妈妈吓坏了，于是赶紧问妍妍有没有不舒服，并匆匆带着妍妍去医院检查，结果显示妍妍没有任何健康问题。

我们知道，尿液是人体内部的水分在机体代谢过程中产生的部分代谢产物经肾脏滤过而排出体外的液体。正常尿液中，含有各种盐分，其中以磷酸盐、草酸盐占的比例较大。通常这些盐类都能溶解在尿液中，所以我们平时肉眼看到的尿液是清澈的。

但在以下几种情况中，尿液中的盐不能溶解而被浓缩出来，尿液也就呈现乳白色了。

（1）气温的改变。在冬季的时候，由于天气比较寒冷，一旦外界环境的温度低于体温，盐类物质就不容易溶解在尿液中，从而出现尿液浑浊现象。

（2）出汗过多、水分减少。当宝宝体内的水分减少或大量出汗之后，如发热、天气炎热或活动量过大导致的出汗，也会使尿中盐分浓缩而出现尿液浑浊现象。

（3）饮食结构不合理。当宝宝的饮食中含有较多的草酸盐和碳酸盐时，如过量食用菠菜、苋菜、香蕉、橘子等，尿液中盐类含量也会相应增多，从而出现尿液浑浊现象。

通过以上分析，可以得知尿液中盐类的溶解量与体内水分的多少以及外界温度的高低有着密切的关系。这些因素的变化都会导致宝宝排出乳白色尿。

正确判断乳白色尿的异常

通常情况下，如果宝宝出现乳白色尿的原因属于前面所讲的三个方面，那么，这种由于结晶盐析出引起的尿液混浊对宝宝的健康影响是很小的。在护理上，只要平时注意让宝宝多饮水，以及适当调整饮食结构和做好保暖工作，乳白色尿自然会消失。

Tips：正确判断混浊的尿液是不是结晶尿，可以将有白色沉淀的尿液加热（有条件的，可加酸或加碱后再加热），如果沉淀物消失，尿液变澄清，就说明混浊是盐类沉淀引起的，不必过于担心。

不过，如果宝宝除了尿液混浊外，还伴有其他异常表现，如发热、尿液检查异常等，即可能是其他疾病引起的，这时就要考虑是否存在乳糜尿或泌尿系统感染的问题了。

乳糜尿的形成过程：由于人体淋巴循环受阻，从肠道吸收的乳糜液，不能从正常的淋巴管引流至血液循环，只能逆流至泌尿系统的淋巴管，当肾盂、输尿管处的淋巴管因内压过高而曲张、破裂时，乳糜液就可能进入尿液，继而出现乳白色的尿液。

脓性尿是泌尿感染比较常见的症状，主要由严重泌尿道化脓感染引起，尿液中常含大量白细胞和尿道分泌物，外观呈不同程度的黄白色混浊或含脓丝状悬浮物，有时尿液呈乳白色。

可见，宝宝出现白色混浊尿液，既有正常的生理现象，也有疾病的表现。为了宝宝的健康着想，父母对宝宝尿液浑浊要引起足够的重视，如果不加以仔细判断，就很容易延误治疗时机，给宝宝健康带来威胁。

健康小知识：尿液浑浊一定是疾病引起的吗？

宝宝出现尿液浑浊时，只要没有其他异常表现，尿液检查也正常，就可以通过改善饮食结构，如多吃青菜、水果，多喝水，使尿液变得澄清。如果宝宝除了尿液浑浊外，还有一些异常表现，如精神不好、食欲减退、恶心、呕吐、排尿次数增多，甚至发热、尿液检查不正常等，就要考虑是否存在泌尿系统感染等问题了。

宝宝的尿液气味儿重怎么办

"最近几天我家宝宝尿液气味特别重，以前也出现过尿黄或者有气味的症状，但症状比较轻，这次尿味特别重，是不是生病了呢？"一位妈妈正在为宝宝的尿液味道重而发愁，那么，她说的这种现象是否正常呢？

不同的尿味预示着不同的疾病

宝宝尿味太重是怎么回事？很多父母都被这个问题困扰过。通常来说，如果宝宝尿味突然很重，就要考虑是不是上火或者尿道感染了。此外，一些特殊的尿味还预示着宝宝不同的疾病。

（1）鱼腥味。如果宝宝的尿液闻起来有鱼腥味，可能是患有高甲硫氨酸血症，这是严重的先天性氨基酸代谢异常，极其容易造成夭折，要引起足够的重视。一般患者发病后会出现吸奶困难、肚子胀大、背部向后弯曲等症状。

（2）霉味。有的宝宝排出的尿液有霉味或老鼠臭味，出现这样的症状，要当心患有苯丙酮尿症，最好通过检查进行诊断。

（3）脚臭味。如果宝宝排出的尿液带有脚臭味，则可能是患有同种吉草酸血症，此病属于氨基酸代谢异常的一类疾病，会出现呕吐数次、昏睡不醒的现象，要注意与幽门狭窄症相区别。

（4）枫糖浆味。如果宝宝的汗液和尿液中都带有枫糖浆的味道，那可能是宝宝患有枫糖尿症了，这主要是氨基酸代谢异常导致的。一般患病后一个星期，宝宝就会出现吸奶困难、呼吸困难、痉挛、手脚僵硬等症状。

宝宝尿味重，很多情况下都是疾病的表现。所以，父母切不可忽视日常的护理，平时要多观察宝宝的尿液，一旦发现有异常情况，就要及时就医。

宝宝尿味重，要注意护理

宝宝出现尿味重的情况，只要注意护理，就不会造成健康问题。

（1）注意宝宝的饮食及水分补充。如果宝宝尿味重发生在夏季，则可能是缺水造成的。父母可以尝试让宝宝多喝凉开水，多吃水果、蔬菜以及含水分较多的食物。

（2）注意多给人工喂养的宝宝补水。人工喂养的宝宝的肾负荷是吃母乳宝宝的3倍左右。因此，人工喂养的宝宝需要更多的水分才能排出身体代谢的废物。

（3）对母乳喂养的宝宝也要注意补水。母乳喂养的宝宝，在两次喝奶的间隔时间，也需要多喝温开水。

总之，父母应该明白长期缺水会导致尿液浓缩、发黄，刺激宝宝的尿道引发炎症和红肿。多喝水才能改善尿黄的症状，而且有利于促进新陈代谢，也有益于宝宝的健康。

 健康小知识：注意宝宝私处的清洁

在宝宝还不能自主排尿的阶段，私处清洁工作非常重要。尿布最好3小时换一次，尽量不要让宝宝穿开裆裤到处乱坐，以免细菌或病毒污染宝宝的小屁屁。清洗阴部时，一定要用清水或温开水，用脱脂棉或柔软纱布浸透水给宝宝擦拭，对女宝宝要从前往后清洗阴部及肛门，清洗后再用干净的纱布拭干水分。

做合格的父母，从学会换尿布开始

第一次护理娇弱的婴儿，大多数父母都无所适从，有太多太多的技能需要学习。如果想成为合格的父母，就从学习换尿布开始吧！

如何给新生儿换尿布

出生28天以内的宝宝被称为新生儿。一般来说，新生儿每次尿量很少，但是次数频繁，一天之中排尿的次数可达20~30次。虽然新生儿排尿次数多，但不需要每尿一次就换一次，为了避免着凉，每隔3~4个小时换一次为宜。所以，换尿布也是大有学问的。

1. 具体操作方法

（1）将尿布叠成长条形，用左手将新生儿的两只脚轻轻提起，右手将叠好的尿布塞进新生儿的后臀部，使其平整地压在后臀部，然后放下抬起的小脚，用长条尿布盖住阴部。

（2）接着将尿布前端系在裤子上，让新生儿的两腿伸直，将衣服整理平整，再用干净的布包裹好新生儿，以防着凉。

2. 注意事项

（1）一般来说，如果是男婴，尿布可以在脐部反折下来，以增加前面的厚度；如果是女婴，则可在腰背部反折，增加后面的厚度，以提高吸水性。

Tips: 新生儿的皮肤比较娇嫩，容易因尿液而引起皮肤发红。因此，最好给新生儿使用传统尿布，并注意勤更换。

（2）换尿布的时间最好选择在喂奶或喂水之前，以免引起呕吐。

（3）换尿布的动作要求轻柔而迅速，以免宝宝因暴露时间过长而着凉，甚至感冒。

如何给婴儿换尿布

我们把1岁以内的宝宝称为婴儿，这个阶段的宝宝身体器官发育比新生儿成熟，因此，换尿布的频率也相应地降低了一些。一般来说，接近1岁的宝宝可以4～6小时更换一次，晚上更换1～2次即可。当宝宝度过了新生儿期，如果皮肤不过敏，就可以根据具体情况给宝宝使用纸尿裤了。

1. 具体操作方法

（1）用一只手提起婴儿的双脚，使臀部抬起，然后将纸尿裤塞进臀部下方。

（2）用湿纸巾将婴儿的下半身擦拭干净，然后擦干，待皮肤干爽后涂上爽身粉。

（3）适度地将婴儿的双脚分开，然后在双腿之间夹纸尿裤，并自然地调整形状。让纸尿裤贴紧后背，左右对称地固定即可。

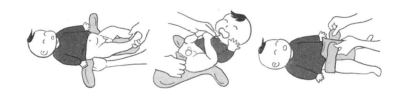

2. 注意事项

（1）纸尿裤不宜包裹得过紧，否则不但阻碍宝宝的腿部活动，而且影响宝宝的血液循环，不利于腿部的生长。

（2）宝宝大便后，不宜用纸巾擦拭臀部，因为这样容易损害宝宝娇嫩的臀部皮肤，导致肛门周边感染、肿胀。最好用温水清洗，并用吸水性好的棉织布沾干水分。

如何把握更换尿布的时间

一般来说，宝宝换尿布的时间有时候很难判断。但有几个固定的时间，值得妈妈们注意。

（1）喂奶后：每次喂完奶以后15～30分钟内，宝宝可能就会排尿，这个时候要注意观察宝宝，及时更换尿布。

（2）哭闹时：婴儿虽然还不会说话，但他们懂得用哭声来传达一些信息。当听到宝宝哭闹的时候，就应该检查宝宝的尿布是不是尿湿了。

（3）入睡前：在宝宝入睡之前，要查看宝宝的尿布是不是干爽的，如果湿了，要及时更换，以让宝宝睡个安稳觉。

（4）醒来后：宝宝醒来后，父母的第一件事就是检查尿布的干湿情况，一般经过长时间的睡眠阶段，宝宝的尿布基本就湿了，所以要及时更换。

传统尿布与纸尿裤哪个好

随着科学技术的发展，当下纸尿裤越来越受到父母们的青睐，这得益于纸尿裤的便捷；而传统尿布则越来越少被使用。关于两者究竟哪个更好，一直存在争论，其实，两者各有自己的优缺点，如何使用还需要根据婴儿的具体情况来定。

1. 传统尿布

优点：透气，有利皮肤健康，经济节省。

缺点：需勤换勤洗，包裹复杂，污渍不易清洗。

2. 纸尿裤

优点：使用方便，更换方便。

缺点：易引起红臀，易造成尿路感染，费用较高，不利于环保。

Tips：纸尿裤最好选择到大超市或专门的母婴店购买，并选择较大的品牌。环保和卫生的纸尿裤对宝宝的健康更有利。

专家建议：白天，尽量给宝宝使用传统尿布，少用或不用一次性纸尿裤；夜晚，考虑到要让宝宝睡个安稳觉，可以使用便捷的纸尿裤；外出时，为了方便也可以考虑使用纸尿裤。

如何给宝宝选好尿布

婴儿的皮肤比较娇嫩，非常容易过敏。因此，尿布的选择也非常讲究，一般来说，主要从以下两个方面来考虑。

（1）质地：纯棉质地的尿布透水性和吸湿性均优于化纤织

品，而且柔软舒适，便于洗晒，很适合宝宝使用。

（2）颜色：婴儿尿布的颜色以浅色为宜，最好是白色的，这样便于查看大小便的颜色和性状；忌用深色，以防染料引起过敏，刺激宝宝的皮肤。

健康小知识：宝宝睡着了要换尿布吗？

宝宝睡着时尿布湿了最好及时更换，因为尿布湿后宝宝容易因不适而醒来，而且时间一长容易使屁股发红或发炎，也容易让宝宝养成不讲卫生的习惯。爸爸妈妈千万不要因为怕宝宝醒来而将就，不给宝宝换尿布。

正确引导宝宝进行排尿训练

很多父母都为训练宝宝的大小便而烦恼不已，常常是刚刚换好裤子和被单，宝宝一泡尿又给尿湿了。其实，这都是因为宝宝的约括肌没有发育成熟导致的。父母通过一定的排尿训练，就能更规律地把握宝宝排尿的时间。

不同阶段宝宝的排尿训练

婴幼儿处于快速生长的时期，不同阶段宝宝的排尿功能存在较大的差异，这与宝宝各器官的发育有着必然的关系。所以，对于排尿训练，不同的

Tips: 排尿训练不宜过早。有的父母在宝宝几个月，甚至3~6个月时就进行排尿训练，由于宝宝神经、肌肉尚未发育成熟，所以还不能承受比较复杂的排尿训练，过早反而会造成排尿紊乱。

阶段有不同的要求，所以要根据宝宝的发育规律进行训练。

一般来说，对宝宝进行排尿训练可以分为以下几个阶段。

（1）1岁以前。这个阶段的宝宝由于大脑、神经、肌肉尚未发育成熟，不宜过早地进行排尿训练，随宝宝天性就好，不必着急进行排尿训练，以使用尿布或尿不湿为宜。

（2）1岁以后。这个阶段的宝宝已经有膀胱胀满感了，也就是说已经有尿意而要排尿了，此时小儿由于膀胱容量小，排尿次数较多，父母应每2个小时左右让孩子排一次尿。同时也可以给予一定的信号，如吹口哨，以提醒孩子排尿。

（3）2岁以后。这个阶段的宝宝一般白天能控制排尿，但夜间尚不能完全控制排尿。父母可以让宝宝在有尿意时主动说出来，然后及时带宝宝去排尿，以防止宝宝养成随便排尿的习惯。

（4）3岁以后。这个阶段的宝宝基本能够自己排尿了，但偶尔也会尿床，这需要慢慢克服。父母可以将每次夜间排尿的时间从原来固定的时间点逐步往后延，这样能够慢慢锻炼宝宝膀胱的

Tips：在进行排尿训练时，不可频繁地把尿，否则容易导致宝宝对把尿反感、哭闹、尿短、尿频。这样不仅不利于宝宝的健康，而且不利于良好排尿习惯的形成。

储尿能力，逐步改变宝宝尿床的习惯。

排尿训练要掌握好方法

在排尿护理的过程中，有些父母对宝宝的排尿训练常有许多不妥之处，这不利于宝宝的健康成长。那么，如何进行排尿训练才是科学有效的呢？一般来说，父母在对宝宝进行排尿训练的时候，应掌握以下方法。

（1）善于发现宝宝尿尿的信号。当宝宝有了尿意时，常常会表现得跟平时不一样。比如，打激灵、身体有轻微的颤抖，或者双腿不自觉地摆动，玩的时候突然双眼凝视、发呆等，父母应及时把握这些信号。

（2）用"嘘嘘"声促进排尿反射。父母在给宝宝进行排尿训练时，可发出"嘘嘘"的声音，使宝宝对排尿形成条件反射。这样经过反复刺激，宝宝便可养成按时排尿的好习惯。

（3）排尿训练要有耐心。父母可以每天固定地给宝宝把几次尿，或者让宝宝坐几分钟尿盆，目的是让宝宝先接受这种尿尿的方式，然后慢慢形成条件反射。

（4）在固定的区域进行并做好示范。在排尿训练时，不要将尿盆随便放在客厅或游戏区让宝宝当作玩具，而应将其放在洗手间里。利用宝宝此时模仿性强的特点，给宝宝示范如何如厕，并教他认识自己的便盆。

（5）控制好训练时间。在对宝宝进行排尿训练时，时间不宜过长，一般以3～5分钟为宜。如果宝宝没有尿意，就过一会儿再试。

一旦宝宝排尿失败，父母也不要责备，而要耐心地进行教导。这样，通过日复一日的训练，宝宝便渐渐学会自己大小便。此外，在训练的过程中，父母要给宝宝充足的时间。如果反复出现失败，尤其当宝宝玩得高兴忘记大小便，偶尔尿湿裤子时，也千万别训斥，以免宝宝精神紧张，影响训练效果。

健康小知识：排尿训练要有良好的心态

每个宝宝的发育程度都不同，因此，训练过程应循序渐进，不要和其他宝宝做比较，更不能因为宝宝出了"错误"而呵斥或者责怪宝宝。在整个训练过程中，父母应该保持轻松、宽容、支持和鼓励的态度。

第六章

谨防"红色警报"带来的危害

宝宝总是尿频，父母要加以注意

"我家宝宝6个多月了，一直尿频，尤其是刚吃完奶后，几乎一个小时能尿4次。""我家宝宝一直吃母乳，5个多月时开始吃蒸的鸡蛋羹，偶尔喝些水果汁，感觉水喝得也不多，也是一个小时尿三四次。"

父母们发现，有的宝宝会出现尿频症状，尤其是在天气较冷的秋、冬季节，每隔3~5分钟便排尿1次，每日排尿次数多达20~30次，但总尿量正常，夜尿次数也正常。其实，这都是小儿尿频的表现。

婴幼儿尿频有生理性和病理性的区别，其各自形成的原因也是不同的。

1. 生理性尿频

通常情况下，宝宝生理性尿频，如果没有其他不良的表现，就要考虑是不是宝宝水喝得太多了。除此之外，天气寒冷、衣物穿着不合适等因素也会导致宝宝尿频。

另外，精神因素也是大多数宝宝尿频的主要原因。比如，容易兴奋和敏感的宝宝，在受到惊吓，看过较恐怖的电视画面，睡前神经太兴奋而不易入睡时，也容易出现尿频的现象。

Tips: 一般来说，精神性因素引起的尿频并不会引起尿量的增加。所以，只要去除了引起尿频的精神因素，宝宝尿频的症状就会马上消失。

精神性尿频的表现就是宝宝小便次数明显增加，但尿量很少。精神性尿频的宝宝不会发热，尿尿时也没有疼痛感和瘙痒感，食欲很好，精神正常，在夜晚睡眠和精神集中时尿频现象会消失。

因此，一旦发现宝宝尿频，就要寻找原因，既不要紧张地追问宝宝，也不要大惊小怪地逢人就问宝宝是不是尿频，以免给宝宝精神上带来压力；更不能呵斥宝宝"不许尿"，而要循循善诱地引导。

2. 病理性尿频

病理性尿频的原因比较复杂，有可能是尿路感染以及炎症、结石、肿瘤或存在异物等因素造成的。宝宝尿路感染出现的尿频表现为：每次尿量不多，但排尿次数明显增加，并有尿急、尿痛等症状，由于疼痛，宝宝排尿时往往会哭闹。

宝宝患了尿路感染后，还通常伴有其他症状，比如体温升高，没有食欲，甚至呕吐等。这时最好通过尿常规检验来帮助诊断，治疗上要多给宝宝喝水，注意让宝宝多休息，并在医生的指导下应用抗生素等药物。

另外，当宝宝外阴部、包皮、尿道、膀胱等部位发生感染时，会不断刺激膀胱的感觉神经，使大脑的排尿中枢一直处于兴奋状态，不断产生尿意，从而引发尿频。

蛲虫的刺激也可引起宝宝尿频。宝宝感染蛲虫后，成虫会在宝宝熟睡后爬到肛门处产卵。这些蛲虫会刺激宝宝的尿道口，引起尿频。因此，平时要注意卫生，勤给宝宝剪指甲，纠正宝宝吮吸手指的习惯，烫洗内裤和被褥罩，并在医生的指导下喂服驱虫剂。

健康小知识：如何区别生理性和病理性尿频？

在判断宝宝到底是哪种尿频的时候，一定要综合考虑。可以通过观察宝宝是否伴有尿量的增加来判断。如果伴有尿量增加，往往是生理性因素所致；如果不伴有尿量增加，则可能是病理性因素所致，应及早带宝宝去医院进行检查。

宝宝尿多、体重下降，要谨防儿童糖尿病

我们知道，尿多、消瘦是糖尿病的征兆。如果宝宝有这些表现，肯定会把父母吓一跳。在日常护理中，一定要考虑这方面的因素，因为儿童糖尿病并不少见，而且发病率有上升的趋势。

儿童糖尿病患者的人数约占所有糖尿病患者的5%。一般来说，婴幼儿患糖尿病后，早期不会出现明显症状。当病情持续恶化，宝宝体内90%的胰岛素遭到破坏时，就会出现糖尿病的临床症状。如果宝宝有以下表现，就要注意是不是患有糖尿病了。

（1）宝宝常常口渴，喜欢喝水，多尿，食量大增，然而体重却不见增长，甚至有减轻的现象，这就是所谓的"三多一少"现象。

（2）还有些宝宝多食、多饮的症状并不明显，但常常有爱睡

觉、精神不振、夜间尿频的现象，这也得引起注意。

　　一旦宝宝有这些症状，父母就应带其去医院进行检查。通常情况下，医生会先测查宝宝尿中含糖量是否异常，如果异常，则进一步抽血检查，只要测得饭后血糖超过20mg/ml，就表示宝宝已经患有糖尿病了。

　　婴幼儿糖尿病起病比较急，一般在3个月内可被确诊。在患糖尿病后，半数的宝宝会出现酮症酸中毒症状，如恶心、呕吐、腹痛、食欲不振及神志模糊、嗜睡，甚至完全昏迷等，而且年龄越小酮症酸中毒的症状越重，所以需要父母给予更悉心的照料。

Tips: 由于遗尿症在婴幼儿阶段相当普遍，因此糖尿病的一些症状很可能被父母忽视。所以，对尿床的宝宝做尿液常规检查,能够有效地筛除隐藏在遗尿症中的小儿糖尿病。

健康小知识：改变生活方式远离糖尿病

　　要想让宝宝远离糖尿病，父母就要保证宝宝粗细粮、蔬果、肉、蛋、鱼等各种营养膳食的均衡摄入，不偏食、挑食，并陪宝宝多进行户外运动。

宝宝血尿，要及时查清病因

> "我的宝宝6个多月了，在宝宝4个月的时候，我们搬入新家，从这以后，宝宝便开始出现粉红色的尿，开始很淡，后来粉红色越来越明显，现在大部分尿液都是红色的。为什么会出现这种状况呢？"

　　血尿是婴幼儿时期常见的泌尿症状之一，很多父母都对宝宝突然出现的血尿束手无策。其实，对宝宝的血尿首先要注意鉴别真假，因为导致血尿的原因有很多，其代表的宝宝身体健康状况也不同，通常以下几种情况不必担心。

　　（1）出生尿。宝宝呱呱坠地后，头几天尿布可显红色，其实是尿酸盐结晶，被称为尿酸盐尿，不是血尿。

（2）色素尿。当进食某些食物、药物（利福平、苯妥英钠等）、染料色素等之后，尿液也可能呈红色。

（3）代谢物引起的尿色改变。典型的莫过于卟啉尿，见于卟啉病或铅中毒，经日光暴晒后尿色变为红色。

（4）泌尿道外的出血。如果尿道邻近器官，如阴道、肛周、消化道出血，混入尿中，就会形成血尿假象。

以上这些因素引起的尿红现象并非真正的血尿。我们知道，正常的新鲜尿液为透明、无色或淡黄色的液体，有微量蛋白，也含有少量的红细胞。如果尿液中有超过正常量的红细胞，就会形成血尿。

> Tips: 由于宝宝年龄小，生理、智力发育尚未成熟，缺乏辨别及表达能力，所以一旦患病，通常难以及时发现。因此，父母要特别注意观察宝宝身体及尿液出现的异常现象，以便及早就医。

一旦发现宝宝有红色尿，不要惊慌失措，首先要搞清楚变红的原因。

（1）药物因素。有些药物，如先锋霉素、磺胺、感冒通、卡那霉素等，如果宝宝服用，也会引起红色尿。所以，在宝宝用药期间，父母应注意观察宝宝的尿色，一旦发现宝宝尿色改变，应及时去医院检查。

（2）泌尿系统疾病。比如，宝宝患有急性肾炎时，也会有血尿的情况发生。另外，在宝宝患感冒、皮肤化脓性感染后，父母不要以为病好了就万事大吉，还应该注意观察宝宝的尿色及尿量，以便及时发现异常问题。

（3）全身性疾病。比如，血液病，维生素C、维生素K缺乏，也会造成宝宝血尿；急性传染病中的流行性出血热可导致严重的血尿；普通传染病如麻疹、猩红热有时亦会导致镜下血尿。

可见，宝宝血尿的原因很多，有一些因素比较容易改变，而且也可以通过日常的良好护理进行预防，但有些血尿由于导致因素复杂，比较难以改变。唯一有效的方法就是，及早发现宝宝尿量、尿色的改变，以便尽快就医。

健康小知识：宝宝血尿，父母也要做体检

一般来说，宝宝检查出血尿，父母也需进行尿液检查。如果父母一方出现异常，则需要对异常方的兄弟姐妹进行尿检，以确认是否为家族性的血尿。如果是家族性良性再发性血尿，通常不必过于担心。

容易被忽略的尿路感染

与成人相比，宝宝更容易患尿路感染，尿路感染最明显的症状就是发热，而很多父母将此误认为是感冒。那么，如何预防和护理宝宝的尿路感染呢？想必这是每一位父母都十分关注的问题。

及时观察宝宝尿路感染的征兆

尿路感染是小儿的常见病，发病率很高，占小儿泌尿系统疾病的85％。可发生于任何年龄，尤其是2岁以下的婴幼儿发病率更高，女孩的发病率为男孩的3～4倍。

虽然尿路感染发病率很高，但由于其表现通常会被认为是其他疾病而不容易被发现。比如，有些宝宝经常不明原因地发热，不进食，哭闹，就很可能被认为是感冒、上呼吸道感染或消化不良等。其实，这也可能是因为宝宝患了尿路感染。

那么，如何来确定宝宝到底是不是尿路感染呢？

只要把握早期的一些症状，发现宝宝尿路感染并不难。比如，宝宝尿路感染会出现尿频、尿急、尿痛的症状。也就是说，如果宝宝常有不明原因的发热，发育迟缓，体重减轻，不吃奶，不明原因地哭闹、烦躁不安、呕吐、腹泻，有尿布疹，就是尿路感染的征兆。

为什么宝宝容易患尿路感染

前面我们讲了，宝宝尿路感染之所以容易被忽略，是因为其外在表现为发热，常与易观察到的呼吸道或消化道症状联系在一起，从而导致我们误判。为什么宝宝容易患尿路感染呢？其中的原因是多方面的。

（1）先天及生理因素。在婴幼儿阶段，宝宝的免疫系统发育不完善，对细菌防御能力差，而且输尿管管壁肌肉较松弛，尚未发育完全，易于扩张，尤其女宝宝尿道较短，更增加了感染的可能。另外，部分宝宝有先天尿路畸形，也容易导致尿路感染。

（2）尿布不及时更换。婴幼儿阶段，宝宝还不能很好地控制排尿，如果不及时更换尿布，尿道口很容易会受到尿液的污染，病菌聚集在尿道口周围，很容易经尿道引起上行感染。

（3）不合理使用抗生素。婴幼儿抵抗力较差，容易生病，且依靠自身免疫很难痊愈，这就需要使用抗生素来抵御疾病。而如果过度使用，不仅会使体内病菌的耐药性增加，还会破坏宝宝的尿道屏障，可能造成大肠杆菌等革兰氏阴性菌的侵入。

（4）其他因素。母亲妊娠期感染病菌，出生后未进行母乳喂养而抵抗力差，也都容易使宝宝患尿路感染。另外，宝宝局部免疫功能、膀胱防御机制较弱时也容易引起尿路感染。

宝宝尿路感染的日常护理

宝宝得了尿路感染该如何护理呢？这应该是父母急需知道的问题。一般来说，无论是男宝宝还是女宝宝，患有尿路感染时，父母都应做好以下几点。

（1）勤喂水、安排清淡饮食，让宝宝多吃水果、蔬菜。稍大的宝宝可鼓励他多饮水，如多喝温白开水、少喝糖水，多喝水能起到冲洗尿道的作用；另外，应让宝宝多吃清淡富含营养的食物，补充多种维生素，如多吃水果、蔬菜。

（2）注意清洗方式。宝宝大便后应从前向后擦，这样不会把大便里的细菌带到尿道附近。然后用温和的肥皂和清水清洗阴部，每次宝宝大小便后要及时清洗小屁股，保持其干爽和清洁，清洗时不要用刺激性的洗涤用品。

（3）勤换洗尿布和衣物。为避免宝宝的排泄物堆积在尿道口，应做到勤换洗尿布及衣物。保持尿布清洁，在很大程度上能起到预防尿路感染的作用。此外，最好选择白色尿布，以便于观察尿液的颜色，及时发现宝宝排尿的异常之处。

（4）选择优质的内衣和纸尿裤。给宝宝穿质量好的纯棉内衣，内衣穿之前要清洗。在选择纸尿裤和一次性尿布时要选择有质量保证的产品。

总之，婴幼儿尿路感染如果治疗不彻底，极易复发而转为慢性感染，或导致肾发育障碍，使肾组织遭到严重损害。因此，及时的治疗加上细心的护理，是宝宝尿路感染快速好转的保障。

健康小知识：宝宝尿路感染要严格遵医嘱用药

用药治疗期间，父母要观察宝宝用药后的反应及疗效，及时将宝宝的病情变化反馈给医生，以便医生做适当调整。当宝宝病情好转时，应继续按疗程喂药，达到治愈目的，以防出现感染未愈而致病情反复，甚至恶化为慢性感染或器质性病变。

看懂尿液化验单，轻松识别危险信号

无论是自己体检还是宝宝进行健康检查，各种化验单总是让人一头雾水。特别是宝宝的尿常规检查，化验单上的各种数字让人摸不着头脑。下面，我们就一起来认识一下宝宝的尿液化验单吧！

尿常规检查是"三大常规"检查项目之一。婴幼儿的尿常规检查是指对宝宝尿液的颜色、气味、酸碱反应、比重、尿蛋白、尿糖、尿酮体、尿胆原等项目进行检查。然而，这些项目的检查数据常常让父母看不懂。

我们先来认识一些符号，比如，化验单上会有"－""±""＋"这样的符号，没有接触过化验单的父母，可能不知道这些符号代表的意思。

我们先来简单说明一下。"-"表示正常，"±"表示可疑，"+"表示检查结果为阳性，即异常。如果"+"不止一个，则数量越多表示越严重。有些医院的尿常规化验单还会在异常的项目上以"※"做出重点标记。

认识了符号代表的意思，再来看几个尿常规化验的关键词，也就是重要的化验内容，父母要重点关注。

Tips: 在对宝宝进行健康检查时，2岁以上的宝宝每年要查一次尿常规，这是一件使宝宝受益终身的事，对早期发现泌尿系统疾病有着十分重要的意义。

（1）尿比重（SG）：标准为1.015～1.025，尿比重的高低与饮水量和当时的尿值有关，主要取决于肾脏的浓缩功能。增高多见于高热、心功能不全、糖尿病等，降低多见于慢性肾小球肾炎和肾盂肾炎等。

（2）尿蛋白（PRO）："+"表示轻度白色浑浊，"-"表示清淡无浑浊，两者或介于两者之间为正常。阳性表示肾炎、肾病综合征及泌尿系统感染等。一般24小时尿蛋白定量的正常参考值为10～150mg，150～500mg为微量蛋白尿，大于500mg为临床蛋白尿。

（3）尿白细胞（LEU）：正常尿液中，会有少量白细胞，如果"+"超过5个（阴性），则说明有尿路感染。

（4）尿红细胞（RBC）：阳性表示可能为泌尿道肿瘤、肾炎、尿路感染等。

这几个检查项目通常能够反映宝宝的健康情况。如果宝宝有尿频、尿急、尿痛、尿少、多尿、浮肿、不明原因的发热等情况，就应当及时化验尿常规，因为尿常规化验不仅能直接反映泌尿系统的功能状态，还能间接折射出其他系统的健康状况。

健康小知识：收集宝宝尿液的注意事项

在收集尿液的时候，盛器应清洁、干燥。将尿液标本2～5ml留取于清洁容器中，对女婴应清洁外阴，以避免污染，并应尽快进行送检，因为放置室温中可使细胞溶解。如果不能及时检查，应将所取尿标本冷藏。

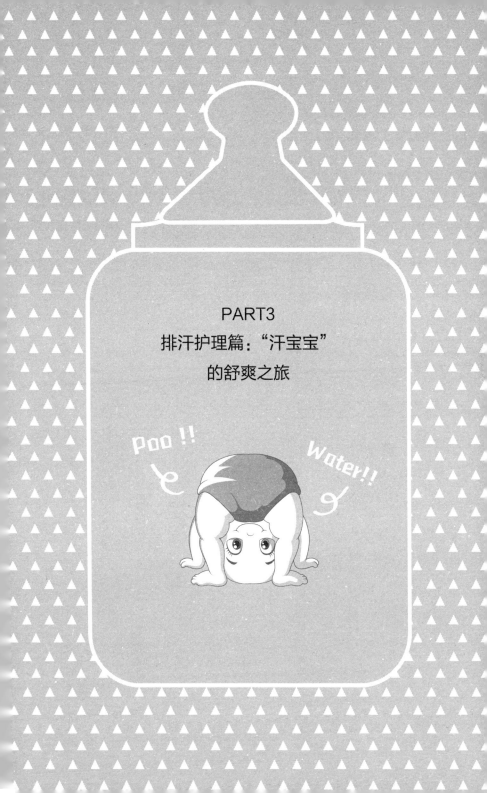

PART3
排汗护理篇："汗宝宝"
的舒爽之旅

第七章

排汗与宝宝健康的秘密

为什么说排汗是正常生理现象

人体能够自主地进行吸收和排泄，以维持机体的正常运转。排汗就属于排泄功能的一种，通过排汗，不仅可以排出多余的热量，还能排出一些毒素。可以说，排汗是机体为了正常运转所产生的正常生理现象。

出汗是机体正常运转的需要

人体为什么会出汗？这个司空见惯的现象，如果真想回答出来，还就得进行专业的论述了。其实，人体出汗类似于植物进行光合作用蒸发出水分一样，是满足机体需要的一种正常现象。

一般来说，人体的汗腺大致可分为两种：一是分布在腋窝等处的大汗腺，二是遍布全身的小汗腺。人体分布着约300万个汗

162

腺，汗腺是由单层上皮细胞组成的细管状结构：一端为分泌部，有分泌汗液的功能；另一端为排泄部，直接开口于皮肤表面，称为汗孔。

当气温或体温升高时，人体通过这些汗腺蒸发出来的水分就是汗液。汗液是无色透明的，其中水分占99%以上。一般情况下，汗液主要通过小汗腺分泌，并且参与分泌活动的汗腺不多，排出的汗液也少到不易被人觉察，

Tips: 汗液是由汗腺分泌出来的，其中大部分是水，此外还含有其他一些成分，比如盐（氯化钠）以及少量的钾、硫、尿素、尿酸、乳酸和肌酐等代谢产物。汗液有异味，通常是汗液成分发生了变化，使得某些代谢产物过浓导致的。

这种现象叫作不显性出汗，一个人一天一夜所发生的不显性出汗为500~700ml。而如果人处于剧烈运动或在高温环境中，每小时可排汗1000~3000ml，这种情况就是显性出汗了。

此外，人如果受到惊吓或者其他精神因素影响，就会引起交感神经兴奋，从而使额部、腋部、手掌、脚掌等处大量出汗；吃辛辣、热烫的食物也会大汗淋漓，这是因为口腔黏膜、舌头等处的神经末梢和味觉器官受到刺激的缘故。

由此可见，出汗是人体为了适应自身而进行的一种自我调节。

出汗对人体的重要作用

在正常情况下，出汗是一种反射活动，汗腺的分泌可由温热性刺激或精神紧张引起。当热量积聚引起血管扩张时，血液中的水将热量传递至皮肤表面，然后随着汗水蒸发，热量被传到周围环境中，可以说汗液就是人体的"空调"。

尤其是天气炎热时，出汗是最有效的散热、排毒方式。天气炎热时人体能够自然排汗，这不仅有利于人体的新陈代谢，而且有利于经络平衡和免疫系统的健康。如果老憋着不出汗，时间长了，就很容易造成代谢系统的紊乱。

另外，汗液中的乳酸能够软化皮肤角质层、抑制细菌生长，能有效防止某些皮肤疾病的发生。由于出汗能排出部分尿素，所以对肾功能衰竭者还有一定的辅助治疗作用。但如果排汗过多，就会影响体内的水分和盐类的平衡。

健康小知识：大量出汗后要适当补充水分

当运动量很大时，大量的汗液会将多余的热量散发出体外，而导致体内缺水。因此，每次大量排汗后要及时补充水分，注意少量多次，每次100ml为宜，同时可以加入少量食盐或葡萄糖，以平衡体内水盐代谢。

排汗系统差异：宝宝比大人更爱出汗

　　一般来说，宝宝出汗大多是一种正常的生理现象。但由于婴幼儿的汗腺和交感神经系统发育还不完善，体内新陈代谢旺盛，且皮肤微血管分布多，体内水分含量大，所以往往比成年人更爱出汗。

　　前面我们讲了，人体之所以出汗，是由于机体正常运转的需要。由于婴幼儿和成人的出汗不一样，很多父母常常以成人的标准来衡量宝宝的出汗症状，只要看见宝宝大汗淋漓，就认为是患某种疾病的征兆，从而变

Tips：出汗分为被动和主动两种，被动出汗对宝宝是不利的，而主动出汗有益于宝宝的身体健康。

得心神不宁。

一些缺乏经验的父母，担心宝宝多汗会危害健康，甚至带着宝宝去医院就诊。是不是多汗就一定意味着宝宝生病了呢？

其实，想要弄清楚这个问题，父母们应该提前认识到婴幼儿本来就比大人更爱出汗这一现象。原因是宝宝的各个器官还未发育成熟，且皮肤含水量较大，皮肤表层微血管分布较多，再加上宝宝活泼好动，新陈代谢旺盛，所以出汗比成人多。

比如，宝宝在吃奶过急、玩得兴奋时容易出汗。这是由于宝宝的神经内分泌调节功能相对较差，大脑皮质对自主神经的抑制功能差，从而导致宝宝对冷热的调节能力变差。

宝宝爱出汗还表现在入睡时，由于神经系统功能发育不完善，旺盛的新陈代谢还不能很快降下来，于是，大量的热量就以出汗的方式在短时间内释放出来。所以说，宝宝在睡眠中出汗是正常现象，并不一定就是疾病的表现。

健康小知识：通过观察出汗的多少能判断宝宝是否生病了吗？

很多父母衡量宝宝是否患有疾病以出汗多少作为评判标准，其实一种疾病除了多汗的表现之外，一定还会有其他更加典型的症状出现。

宝宝大量出汗究竟为哪般

> "宝宝一向能吃能睡，精神状态也很好，属于很好动的那种，一天到晚不停地动。我们一直特别注意给他隔汗，怕汗湿了衣服着凉。就这两三天，出汗跟平时相比偏多，这算不算正常？什么情况下宝宝容易出汗呢？"

通常来讲，婴幼儿在以下四种情况下比较容易出汗。

（1）生长发育期间大量出汗。由于婴幼儿正处于生长发育阶段，皮肤十分稚嫩，所含水分较多，毛细血管丰富，体内生理代谢旺盛，产热较多，所以需要通过大量出汗来散发热量，以维持体温的恒定。

（2）活动引起的大量出汗。婴幼儿比较好动，过量的活动容易导致出汗多。这主要是因为宝宝在运动和活动后，体内产生大量的热量，机体通过排汗来达到降温的目的。

（3）过于兴奋而大量出汗。婴幼儿的神经系统调节功能不是很健全，而出汗主要由自主神经调节，交感神经兴奋，促使汗腺分泌。宝宝自主神经调节功能不健全，容易兴奋激动，表现出来就是多汗。

（4）高温而引起的出汗。天气炎热时，机体通过排汗来散热也属于正常现象。通常在天气炎热时，体温与环境温差较小，散发同样的热量，就需要更多的汗水，所以气温越高，出汗越多。

这些情况引起的出汗大多是正常的，是宝宝为了调节机体的热量平衡而进行的。所以，父母在对待此类汗多的情况时，只要做好相应的护理，及时更换衣服，注意补充水分，不要让宝宝着凉即可。

健康小知识：为什么汗液会黏糊糊的？

汗液的主要成分是水，同时含有微量的其他代谢物质，这些物质随着水分一起从血液进入汗腺，再由汗腺分泌出来。如果大量出汗而没有补充足够的水分，则汗液中的水分含量就会减少，相对的代谢物质的含量就会增多，再加上皮肤表面的一些脱落的角质和其他污垢，混合在一起，就使得汗液黏度增加。

不爱出汗的宝宝是不是生病了

　　有些宝宝不经常出汗，甚至出汗少，其实，这对于宝宝的健康是有害无利的，因为汗腺不畅，就丧失了一条重要的排毒通道，也失去了一道免疫防病的重要防线。

　　宝宝爱出汗是普遍存在的现象，很多父母为此烦恼不已。但假如有一天宝宝不再出汗了，想必父母会更加烦恼。有些宝宝还真就不爱出汗，当然，不爱出汗的宝宝也并不意味着健康存在问题，只要宝宝平时没有不良症状，也是正常的情况。

　　通常来讲，宝宝不爱出汗有以下两种情况。

　　1. 闭汗症

　　我们知道，婴幼儿的新陈代谢旺盛，而且活泼好动，因此出汗比较多。比如，在频繁的活动时，吃奶过急时，或是玩得兴奋时，都容易出汗。但是，如果宝宝的汗腺分泌系统出了问题，就会导致宝宝出汗很少或者根本不出汗，这就是闭汗症。

闭汗症一般都是先天性的，主要是汗腺发育不良或遗传造成的无汗腺。因此，如果怀疑宝宝有闭汗症的可能，就要及时去医院检查。由于目前对闭汗症还没有特别有效的治疗方法，所以如果宝宝不幸患有闭汗症，应加强护理。

Tips: 适当地给宝宝洗热水浴有利于皮肤毛细血管的扩张，从而使汗腺口开放。此外，谷维素、维生素B可调节自主神经，也有利于汗液的排出。

2. 长期待在空调房

除了闭汗症之外，还有另外一种无汗的情况是人为因素造成的，这种因素通常可以改变，所以父母不必担心。比如，天气炎热的时候，宝宝一直待在开着空调的房间里，如果室内温度过低，也可能造成宝宝不出汗。

因此，父母要注意经常开窗换气，以确保室内空气的流通，空调温度在25～28℃比较适宜，且风速不宜过强。如果是新生宝宝，使用空调时至少要打开一扇窗户，保持室内空气流通。因为过于密封，室内空气混浊，细菌含量增加，二氧化碳等有害气体浓度增高，会对宝宝的身体健康造成危害。

所以，对于不出汗的宝宝，父母一定要认真辨别原因，最好能够带宝宝去医院检查一下，确认是不是患有闭汗症，以便及时进行有效的护理。

健康小知识：汗腺分泌的影响因素

人体热量的散发大部分靠皮肤汗腺分泌汗液，如果汗液分泌受阻，体内热量便无法发散而淤积体内，最后导致发热。另外，人体皮肤汗腺是受自主神经调节的，过冷的刺激会使交感神经兴奋，血管收缩，汗腺口关闭，汗腺分泌功能受到抑制，同样会使热量无法散发而致发热。

宝宝出汗与缺钙有关系吗

宝宝缺钙是比较常见的，很多妈妈在给宝宝补钙期间，还发现宝宝特爱出汗，因此想当然地认为宝宝出汗也与缺钙有关系。其实，缺钙的确会引起出汗，但出汗并不一定意味着宝宝缺钙了。

在婴幼儿的生长过程中，钙起着很重要的作用。通常来说，宝宝每日需要维生素D 400～800IU（国际单位），如果户外活动较少，晒不到太阳，又不及时补充含有维生素D的食物，或没有及时添加鱼肝油、钙剂，再加上生长发育迅速，就很容易引起佝偻病。

患有佝偻病的宝宝，表现为烦躁好哭、睡眠不安，枕秃（后脑勺在枕头上不断摩擦导致枕部出现脱发圈）、乒乓头（枕骨骨质变软，摸着像乒乓球的感觉）、方颅（前额部突起，头形呈方盒状）、前囟门增大且闭合延迟以及多汗等。

所以，及时检查宝宝是否缺钙，不仅有利于宝宝的生长发育，还能排除多汗的因素。缺钙的宝宝在后半夜及吃奶后都表现出汗多，且汗水酸臭；同时，宝宝会躁动不安，经常睡得好好的被惊醒，这些现象都可以较好地判断宝宝是否真的缺钙。

另外，值得注意的是，宝宝缺钙并非因为奶中的钙少了。因为不论是母乳还是配方奶，其中的钙含量都是足够3个月之内满足婴儿所需的，重要的原因还在于宝宝体内缺少促进钙吸收的维生素D，因此，补充足够的维生素D是补钙的关键。

父母可以通过以下两个方法来帮助宝宝补钙。

（1）补充维生素D钙剂。在医生指导下喂服维生素D钙剂，如鱼肝油等。同时，在饮食上适量给宝宝添加富含钙和维生素D的食物，如蛋黄、动物肝、奶制品等。

（2）平时让宝宝多晒太阳。2岁以内的宝宝每天要补充维生素D 400IU和钙元素600mg左右，以满足快速生长发育的需要。天气好的时候多带宝宝去户外活动，晒晒太阳，以补充足够的维生素D。

总之，如果宝宝是因为缺钙而引起的多汗，那么补钙就是最关键的。当然，要正确判断宝宝大量出汗是不是缺钙，最好到医院或者社区保健科做一次骨强度或者骨密度的检查。

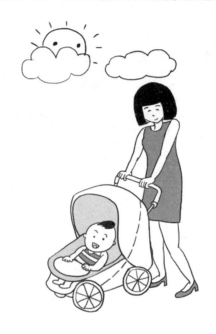

健康小知识：宝宝缺钙会影响睡眠吗？

　　缺钙可能影响宝宝的睡眠质量，因为人体缺钙会影响大脑神经元的正常代谢，容易导致大脑皮质持续处于兴奋状态，造成神经紧张，无法放松，进而可能影响睡眠。不过，宝宝睡不好并不都是因为缺钙。

第八章

宝宝多汗的危害及日常护理

多汗对宝宝健康的危害

天气炎热、活动量大时，出汗是正常的生理现象，但如果宝宝不分时间、地点的大量出汗，父母们就要引起足够的重视了，因为出汗多会给宝宝的健康带来危害。

中医对多汗危害的认识

对汗液的认识，中医和现代医学有着不同的理念。中医认为，汗是人体五液（汗、涕、泪、涎、唾）之一，属于津液，并非现代医学所说的人体新陈代谢产生的糟粕物质。

津液是机体一切正常水液的总称，它来源于饮食水谷，经过小肠、脾胃等脏腑的协同作用，去掉糟粕，所留下的精华物质就是津液。

通常来说，津液主要有滋润和濡养的功能，如润泽浅表的皮毛、肌肉，滋润深部的脏腑，充养骨髓和脑髓，润滑眼、鼻、口等孔窍，滑利关节，等等。

而汗液来源于津液，《素问·评热病论》说："汗者精气也。"可见，汗液对人体的重要性。正常的出汗，其实是人体自己调整阴阳平衡的一种方式。

如果婴幼儿大量出汗，就会对健康造成损害，这主要体现在以下两个方面。

（1）宝宝多汗会引起阳气外泄、津液耗伤，导致肌肤腠理疏松，气血虚弱，机体抵抗力低下。如此一来，疾病就容易乘虚而入，引发呼吸道感染、感冒、发热等疾病。

（2）《黄帝内经》中说"汗为心之液"，说明了汗与心的关系紧密。如果宝宝出汗过多，就会伴有心神的衰弱，这也是很多多汗的宝宝睡眠不深、容易惊醒、多梦的原因之一。

现代医学对多汗危害的认识

现代医学认为，汗液的主要成分是水，同时含有一定量的无机盐和微量元素。所以，大量出汗对婴幼儿的水盐代谢会产生较大的影响，同时对微量元素和维生素代谢也产生一定的影响。大量出汗极易导致宝宝丢失水分、盐和微量元素，甚至引起脱水。

宝宝多汗还可能引起缺锌而导致血锌降低。我们知道，锌是人体必需的微量元素，婴幼儿的生长发育、免疫功能、视觉等都需要大量的锌元素。所以，给多汗的宝宝应该增加一些富含锌的食物，或是适当补充一些锌剂，如葡萄糖酸锌、甘草锌等。

另外，宝宝出汗过多，还容易生病。婴幼儿比较娇弱，免疫力也差，各脏器也没有发育成熟。如果大量出汗，则很容易因为毛孔扩张而受风感冒，或是因为不及时更换湿衣服而着凉感冒等。

 健康小知识：你知道汗液的成分吗？

汗液是由汗腺分泌的液体。汗液中98%～99%是水，其比重介于1.002～1.003之间，pH值在4.2～7.5之间，氯化钠约为3mg/ml，此外，还含有1%～2%的尿素、乳酸、脂肪酸等物质。

当心容易引起宝宝多汗的疾病

很多时候，宝宝多汗是正常的，但这并不意味着可以忽视宝宝多汗的现象。因为多汗还有可能是某些疾病的表现，了解这些引发多汗的疾病，有利于父母及早发现异常。那么，哪些疾病会引起多汗呢？

　　疾病引起的多汗，也称为病理性多汗，宝宝病理性多汗是某种疾病的外在表现。所以，要想缓解宝宝多汗的症状，首先必须知道是什么原因导致的多汗，如此，才能真正有效地解决宝宝多汗的问题。

　　一般来说，疾病引起的多汗，病因比较复杂，常见的有以下几种。

（1）佝偻病。前面我们说了，婴幼儿缺乏维生素D容易引发佝偻病，而多汗是佝偻病活动期的重要特征表现，通常还伴有夜间哭闹、枕秃、方颅、前囟门增大且闭合延迟等，且头部出汗较多。因此，有这些表现的宝宝要注意检查是否患有佝偻病。

（2）儿童肥胖症。我们知道，胖人都比较爱出汗，如果肥胖的宝宝即使很少活动也大汗淋漓，那就要注意均衡宝宝的饮食，多让宝宝运动，以控制体重增长。

（3）低血糖。低血糖宝宝在空腹的时候也容易出汗，而且还有精神不振、面色苍白、出冷汗，甚至大汗淋漓、四肢发冷等表现。

（4）心肺疾病。主要是指先天性心脏病、肺炎合并心衰等，这些疾病也常常伴有大量虚汗。

（5）结核病。患有结核病的宝宝不仅前半夜多汗，后半夜至天亮之前也多汗，同时还伴有胃纳欠佳、午后低热或高热、面色潮红、消瘦等表现，有的还会出现咳嗽、肝脾大、淋巴结肿大等症状。

（6）急慢性感染性疾病。比如伤寒、败血症、类风湿病、结缔组织病、红斑狼疮或血液病等也常伴有大量出汗的表现。不过，这些疾病需要医生进行诊断。

总之，关于宝宝多汗是不是疾病引起的，需要进行相关的检查才能做出正确的诊断。父母不能凭自己的经验擅自下结论，尤其是不能给宝宝随便用药。发现宝宝多汗情况且得不到改善时，最好去医院进行诊断，以确保及时进行治疗。

健康小知识：好动的宝宝更易感冒吗？

国外一项针对幼儿的实验发现，在每天摄入同样的营养膳食的条件下，好动的宝宝更容易着凉感冒。原因在于，好动的宝宝易出汗，使得滞留在身体表面的汗液过多，再加上宝宝毛孔处于张开状态，就容易让皮肤表面成为大量细菌繁殖的温床，造成病毒性感冒、发热等。

多汗的部位和时间不同，意味着健康状况也不同

"我的宝宝手脚爱出汗，但是手又比较凉。""我的宝宝特别爱出汗，尤其是入睡后，每次一觉醒来，衣服都是湿的。"为什么宝宝出汗的部位和时间会不相同呢？这是不是意味着健康状况的不同？

不同部位多汗，病症不同

首先是全身性多汗，一般来说，急慢性感染性疾病、循环功能不全、结缔组织疾病、自主神经功能失调、营养性疾病、代谢性疾病、内分泌功能异常、食物性刺激、药物作用、中毒等都会导致全身性出汗。因此，对经常全身性多汗的宝宝，要注意检查其是否患有以上这些疾病。

其次是半边身体多汗，这种多汗现象比较多见于神经系统疾病患者。如占位性病变（脑肿瘤、脑出血、脑损伤、脑血管病变等）在脑神经中枢、病变在脊髓，这些疾病可能导致下半身多汗或是肢体多汗。

最后是局部多汗，如宝宝手掌、腋下、会阴部多汗，多为汗腺分泌异常所致。不过，如果是宝宝后脑勺总爱出汗，则属于正常现象。因为宝宝头上的汗比别的地方都多，而且出汗出得也比较早。

不同时间多汗，病症不同

除了不同部位多汗之外，宝宝多汗还存在时间的变化，这也是判断宝宝疾病的参考方式。比如，晚上睡后多汗，但熟睡以后汗液逐渐减少，则有可能是活动性佝偻病；如果宝宝整个晚上都在出汗，则有可能是结核病或其他慢性消耗性疾病；宝宝空腹时多汗应考虑低血糖；宝宝睡眠中汗出，醒来后汗止，这就是盗汗；如果出汗不分昼夜，且无故出汗，这就是自汗。

另外，宝宝常常在白天活动时或夜间入睡后，头、胸、背部成片状出汗，有可能是体质虚弱的表现，这主要是因喂养不当或消化吸收不良导致的。护理上除了要促进宝宝的食欲之外，还要增加蛋白质、脂肪及糖的摄入量，必要时还可用中药进行调理。

健康小知识：宝宝穿衣过多也爱出汗

宝宝对温差非常敏感，心脏收缩的力量相对成人较弱，安静的时候血液到达四肢末端相对较少，所以正常情况下手指和脚趾会稍凉。而父母们通常认为宝宝只有手暖和了才说明穿 的衣服合适，所以常因为给宝宝穿得过多而造成宝宝们一蹦跳就出汗、一吃饭就出汗、一哭闹就出汗。

一入睡就出汗，宝宝盗汗该如何护理

"我女儿3岁了，每次睡觉都要出一身大汗，常常把衣服弄湿，而且睡觉老打转转。这种情况是不是说明宝宝健康出问题了？"一入睡就出汗的宝宝很多，这大多是一种盗汗现象，父母们应做好护理。

婴幼儿盗汗主要是指宝宝睡着的时候身上大量出汗，睡醒时就停止的现象，一般5岁以下的宝宝比较多见。

宝宝盗汗除疾病因素外，主要是因为宝宝生长发育快，新陈代谢旺盛，同时宝宝的肾脏发育尚未完善，故排泄废物有一定的限度，因此除了通过大小便排泄外，出汗也成了一个重要的排泄途径。

宝宝盗汗的表现

脾虚易感的宝宝通常表现为生长发育较正常宝宝慢，并会出现盗汗、夜晚哭闹、厌食、头发稀疏缺少光泽、面色苍白、倦怠乏力、手足不温、手心热，以及经常感冒、咳嗽等症状。

如果宝宝开始出现以上这些症状，那么父母们就要引起注意了。

宝宝盗汗应注意补充水分和营养素

宝宝在盗汗的过程中，不仅会失去大量水分，还会损失大量营养素，如维生素B、维生素C、蛋白质、矿物质等。因此，在宝宝盗汗期间，父母应做好以下几个方面的护理工作。

（1）补充水分。宝宝盗汗后，会失去大量的水分，这时要维持宝宝机体内环境的水平衡，就要及时补充水分。原则为少量多次。

（2）补充蛋白质。婴幼儿长时间盗汗，机体会出现负氮平衡，这是因为氮会随着汗液排出体外。另外，体内缺水会促进组织蛋白分解，使血皮质醇浓度升高，导致蛋白质分解代谢加速，从而使尿氮排出增多。因此，对于盗汗多的婴幼

> Tips: 各种植物性食物中钾的含量高，如新鲜蔬菜和瓜果。另外，各种豆类含钾特别丰富，如黄豆、绿豆、赤豆等；铁元素含量丰富的食物有肝脏、蛋黄、豆类等。

儿，应适当增加蛋白质的摄入量，尤其是提高优质蛋白质的供给比例。

（3）补充矿物质和微量元素。宝宝盗汗时有大量的氯化钠随同汗液流失，如果不及时补充，就会引起缺水和缺钠，严重时可引起循环衰竭及痉挛。同时，随汗液排出的还有钾、镁、钙等，这些微量元素也需适当补充。

（4）补充维生素。大量汗液排出，还会导致水溶性维生素的损失，如维生素C、维生素B_1、维生素B_2等。因此，应尽量补充富含维生素C、维生素B_1和维生素B_2的食物。

宝宝盗汗的护理

宝宝出现盗汗，首先要及时查明原因。对生理性盗汗，只需要采取相应的措施，去除生活中导致出汗的因素即可。比如，宝宝睡前活动量过大，或摄入大量高热量的食物导致夜间出汗，就应该对宝宝睡前的活动量和进食量给予控制，这样不仅有利于良好睡眠的形成和控制体重，还有益于宝宝的身心健康。

此外，对室温过高或是盖的被子过厚所导致的盗汗，只需要将卧室温度保持在24～28℃，被子的厚薄随气温的变化进行增减即可。一般来说，如果父母们注意到以上这些会引起宝宝出汗的因素，就可以有针对地控制宝宝盗汗的症状。

如果宝宝发生了盗汗，也不必过度担心，只要补充丢失的水分和盐分，同时补充钙和维生素D即可。总的来说，对病理性盗汗的宝宝，应针对病因进行治疗，同时做好以下几个方面的护理工作。

（1）多带宝宝进行户外活动，多接触日光，以补充维生素D，但要注意不要隔着玻璃晒太阳，且要注意活动的时间。

（2）坚持母乳喂养，给宝宝更好的免疫力。

（3）宝宝盗汗以后，要及时用干毛巾擦干皮肤，及时更换衣服，动作要轻快，避免宝宝受凉感冒。

总之，无论是生理性盗汗，还是病理性盗汗，护理工作都是十分重要的。除上述护理外，父母还应让宝宝进行有计划的体育锻炼，以增强体质，提高适应环境的能力。

健康小知识：积食也会导致盗汗

如今，很多父母一味地让宝宝吃好、吃饱，片面地追求高营养、高蛋白、高热量；也有的父母放任宝宝吃生冷、油腻的食物，以至于宝宝的脾胃消化吸收和运化功能失常，导致食积于内，郁而化热，从而造成盗汗。

对病理性出汗的宝宝要细心呵护

常听很多父母说，他们的宝宝睡觉时出汗多，有时候即使盖得很少，宝宝仍然出汗不止。如果宝宝出现后半夜多汗的情况，那么很可能是病理性出汗。

病理性出汗一般是由疾病引起的，是在宝宝安静状态下出现的。前面我们讲述了容易引起宝宝多汗的疾病，比如佝偻病导致的出汗，就是在入睡后的前半夜头部明显出汗。通常只要给宝宝及时补充维生素D和钙，多汗现象就会自然消失。

结核病也会引起多汗，使得宝宝不仅前半夜出汗，后半夜也出汗，同时还伴有低热、疲乏无力、食欲不振、面色潮红等症状。如果父母怀疑宝宝患上了结核病，最好去医院做肺部X光检查或做结核菌素试验，以便及时诊断、治疗。

如果怀疑宝宝是病理性出汗，父母应注意观察宝宝伴随的症状，及时到医院检查，采取相应的治疗措施。同时，要做好以下护理措施。

（1）在护理上，父母要随时用软布给宝宝擦身，或外用扑粉，以保持皮肤干燥。宝宝身上有汗时，应避免直接吹风，以免受凉感冒。

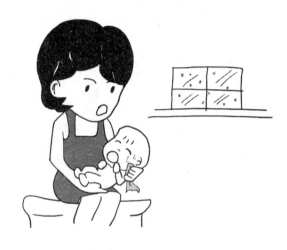

（2）注意饮食，做到有所忌口。平时不要给宝宝吃生冷冰镇的食品和坚硬不易消化的食物，而应该让宝宝多吃一些具有健脾作用的食物，如粳米、薏米、山药、莲子、大枣等熬成的粥。

（3）如果是感染导致的多汗，除了对宝宝进行抗感染治疗外，平时还要经常给宝宝洗澡，宝宝的被褥或睡袋要保持干燥并经常拿到阳光下晾晒，这样有助于杀灭细菌。

　　总之，针对婴幼儿病理性出汗，第一步就是要治病根，第二步就是要做好出汗后的护理工作，只有二者结合才能给宝宝一个健康的身体。

健康小知识：对宝宝出汗差异要认真甄别

　　由于每个宝宝的汗腺发达程度不一样，所以或多或少都会有出汗量的差别。有的宝宝出汗多可能比出汗少的时候更健康，但即便如此，如果宝宝夜间出汗多，也应该特别注意，应仔细甄别是否是病理性出汗。

附录七

肛欲期——关于宝宝排便的行为心理解读

1岁左右的宝宝通常都要接受大小便的训练，随着括约肌的逐渐发达，宝宝开始能在一定程度上控制自己的大小便，当大便经过肛门、小便经过尿道时，黏膜会产生强烈的刺激感，从而给宝宝带来高度的快感。

此外，大小便对宝宝还有其他重要意义。对宝宝来说，大小便是他身体的一部分，排出大小便相当于做出"贡献"或献出"礼物"，而且通过排便，宝宝可以表达自己对环境的积极服从，而憋着则表达的是自己不肯屈服，这就是宝宝肛欲期的心理。

肛欲期有两个阶段，第一阶段的快感来自于排大小便，第二阶段来自于憋大小便。前一阶段让父母欣喜，认为宝宝长大了，而后一阶段则常常让父母感到烦恼，甚至担心宝宝的健康出了问题。

通常，宝宝肛欲期的行为主要有：憋住不拉；憋着一点一点地拉；憋得很急了才去拉；喜欢一个人拉，不愿他人靠近、打扰；喜欢自己的大小便，欣赏、观察、不愿洗掉、向家人展示；自豪自己能控制，乐于向家人报告。

为什么宝宝会有这样的表现和心理呢？

精神分析学家弗洛伊德认为，肛欲期属于五个心理性欲理论的第二个时期，这五个时期依次为口欲期、肛欲期、生殖器期、潜伏期、青春期。也就是说，宝宝排便的这些心理和行为都属于成长的必经阶段，是无法避免的。

另外，同为精神分析学家的埃里克森发展了弗洛伊德的理论，提出了心理—社会理论，认为人的发展经历八个阶段，其中1～3岁为自主期，是宝宝形成新的心理与动作技能，希望自主选择和决策的阶段。

这个阶段，宝宝的自我意识开始萌发，心理上与母体开始分离，开始表达自己的意愿、表达自我，他们希望自己能在大小便这件事情上自主做决定。他认为，肛欲期宝宝排便憋便的行为还可以被看作是一种技能练习，就如同他们操作积木一样，例如，反复地将积木推倒、叠高、推倒、叠高。

另外，对于大小便，成年人常常厌恶其气味、性状，但宝宝却视如珍宝。比如，有的宝宝在冲马桶之前会说拜拜，还不忘点评一下：长长的，像面条；黄黄的，像茶水。这些都是宝宝的自主行为。

值得注意的是，宝宝的肛欲期一般会历经两个月左右的时间，肛欲期一结束，则标志着宝宝的性心理向着下一个阶段迈进。在这两个月里，如果父母不尊重宝宝肛欲期的发展规律，破坏宝宝肛欲期的发展进程，那么宝宝的肛欲期就会延长，有的宝宝在几个月甚至半年多里都处于把大小便拉在裤子里的尴尬及痛苦之中。

因此，作为父母，我们一定要帮助宝宝顺利地度过这个"非常时期"。那么，具体应该怎么做呢？

父母要懂得宝宝肛欲期的心理和生理发展规律，从内心接纳和尊重这种规律，知道这是宝宝成长的一个阶段。父母不要把宝宝弄脏裤子作为谈资，更不能当着宝宝的面议论。家庭成员对待宝宝肛欲期表现的态度要一致，否则就会给宝宝带来焦虑，导致肛欲期延长。

当宝宝把大小便解在裤子里时，要平静温和地告诉他："宝贝儿，这不是什么问题，妈妈给你换上干净的裤子。"而不要说诸如"宝贝儿，记住下次要去卫生间"这样的话，要明白宝宝已经知道了要去卫生间大小便，只是他在目前这个阶段很难做到。

当宝宝对自己的排泄物进行研究时，父母可以告诉宝宝不要把大小便到处涂抹。如果宝宝的手上沾了大小便，可以温和地告诉他，大小便中有细菌，如果不先洗干净，就会生病的，然后协助宝宝洗干净就可以了。父母不要以"肮脏""羞"等概念来训斥宝宝不讲卫生。

控制排便是宝宝发育的重要标志之一，同时也是一个复杂的条件反射过程。在这之前，宝宝在意识到膀胱或大肠内有充盈感时就会自动排出大小便，这是一种先天形成的无条件反射。但有控制的排便，则是将充盈的信息先反馈到大脑，等到了便盆处，再指令膀胱、肠道括约肌等器官放松并进行排泄。

可见，这一复杂过程与儿童膀胱、肌肉发育及大脑皮质功能的发育程度密切相关。